健康素养101问

韩铁光　著

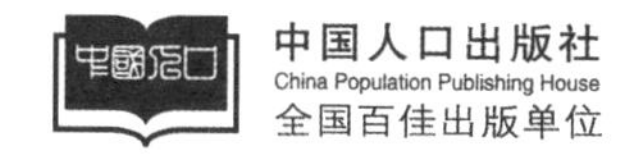

中国人口出版社
China Population Publishing House
全国百佳出版单位

图书在版编目（CIP）数据

健康素养101问 / 韩铁光著. -- 北京：中国人口出版社，2021.1（2023.4重印）

ISBN 978-7-5101-6615-0

I. ①健... II. ①韩... III. ①健康—问题解答 IV. ①R161-44

中国版本图书馆CIP数据核字（2019）第098308号

健康素养 101 问

韩铁光 著

责任编辑 张宏文
插画设计 骆振光 柴可葳
责任印制 林 鑫
出版发行 中国人口出版社
印　　刷 北京柏力行彩印有限公司
开　　本 880毫米×1230毫米 1/32
印　　张 8
字　　数 150千字
版　　次 2021年1月第1版
印　　次 2023年4月第2次印刷
书　　号 ISBN 978-7-5101-6615-0
定　　价 25.00元

电子信箱 rkcbs@126.com
总编室电话 （010）83519392
发行部电话 （010）83510481
传　　真 （010）83538190
地　　址 北京市西城区广安门南街 80 号中加大厦
邮政编码 100054

PREFACE 前言

维护健康，并不是一件容易的事。由于健康问题的复杂性和多样性，再加上每个人对健康问题都有自己的不同体会，因此，人们在维护健康的过程中自然会有不少问题和困惑需要解答。本书就是作者在某新媒体平台回答网友提出的健康问题问答合集。这些问题五花八门，但基本都与健康相关，与健康素养有关，以运动技能、减肥、膳食等内容居多。笔者认为，这些问题有一定的代表性，经整理后可能会对其他朋友有所帮助。需要说明的是，每个人在健康问题上和健康维护方法上个体差异很大，读者在阅读实践的过程中一定要重视自身体会。比如，主观运动强度判断中的轻松、稍费力和费力，读者只有在经常运动的过程中才能有所体会。

书中问题是网友原话，为保持问题的真实性，笔者未对问题的文字做修改。有些问题看似简单，但实际上回答起来并不容易。笔者对于有疑问的问题，都会查阅相关专业书籍如临床专业书籍、健康类书籍、体育运动类书籍等，以确保回答的科学性和严谨性。在此，对相关书籍作者表示衷心的谢意。

PREFACE 序

生命在于运动，运动需要科学。

近年来，随着人们健康意识和参加体育活动从而促进健康意识的不断增强，参加各种体育锻炼的人数比例不断增加。比如越来越热的跑马拉松热、越来越多的广场舞爱好者、越来越多的人参与各种球类运动，可喜可贺。但是，运动是把“双刃剑”，人们也经常在各类媒体中看到，因运动不科学、过度运动，不顾自己的身体和健康状况仍“顽强”坚持，从而导致了运动损伤的高发频发，甚至导致意外伤害事故，如运动猝死。

那么，如何才能让自己既享受运动之益处，又减少运动之风险呢？这就是每个运动爱好者所急切关心的问题。

为了提高广大人民群众锻炼的科学性，现在，正在全国推广运动处方理念和方法。科学运动必须符合运动爱好者的个性化身体要求，每个人的运动处方都应是不同的，在运动处方师指导下开具的运动处方，要经过运动爱好者的实际体验，不断进行反馈，不断进行调整，才能不断完善而更加有效、更加精准。遗憾的是，目前，在国内有能力为别人出具个性化运动处方的专业人士并不多见，这主要源于运动作为防病、治病的手段，需要懂医也懂体育，并经常从事各类运动项目，且能从中领悟到为别人出具运动处方的技巧和流程的人并不多见。

令人欣慰的是，作为懂医懂体育又是运动达人的韩铁光博士在这方面做了有效的探索。在韩博士的这本《健康素养 101 问》中，过半的篇幅是关于网友运动问题的回答，这些回答科学专业，且充满个性化的体验和思考。

在健康素养诸多条目中，运动无疑是维护健康的最重要手段之一，再配合运动前、运动中（比如糖尿病患者、长距离运动、炎热天气下运动等情况）、运动后膳食的问题，就构成了吃动平衡的体重控制技巧问题等，对合理运动，维护健康大有裨益。

本书问题真实，回答专业科学，文笔轻畅，趣味性可读性强，实用价值颇高，相信会对人们健康带来帮助，故乐为之序。

北京体育大学教授　王安利

PREFACE 序

健康中国行动（2019—2030）中第一个行动健康知识普及行动指出，“每个人都是自己健康的第一责任人，对家庭和社会都负有健康责任。普及健康知识，提高全民健康素养水平，是提高全民健康水平最根本、最经济、最有效的措施之一。科学普及健康知识，提升健康素养，有助于提高居民自我健康管理能力和健康水平。《中国公民健康素养——基本知识与技能》界定了现阶段健康素养的具体内容，是公民最应掌握的健康知识和技能”。行动明确指出，每个人都要对自己的健康负责，要学习提升健康素养，践行健康行为和生活方式，尽量让自己不生病、少生病、不受伤、少受伤，这是健康素养在防病保健康中最大的功效和最大的价值体现。

健康素养内容简单，容易看懂，但真正实施起来却有具体操作上的困难和技巧。比如，食物多样，每天吃 12 种以上食物，这并不是让大家在现有食物量基础上再添加其他食物，如果现有食物量不减少，增加食物种类如薯类坚果等只会增加热量摄入，从而造成热量摄入更多，不利于体重控制，这需要我们在增加食物种类的情况下适当减少其他食物量，从而实现食物多样且热量不增；再如适量运动，作为健康四大基石中极为重要的维护健康手段，运动之重要不言而喻，但不同年龄、不同健康状况、不同体力体质水平以及不同工作性质等诸多不同的个体差异，要求我们在运动时把握好适合自己的运动方式、运动强度、运动时间、运动频率甚至运动场地和运动时机，这些诸多差异要求我们健康教育者能够根据群众个体的不同情况给予个性化针对性健康指导。这对健康教育者来说是个挑战。可喜的是，在韩铁光博士的这本《健康素养 101 问》中，我们看到了这种个性化的尝试。比如书中第 15 个问题，慢跑跑多少合适？作者第一段话就充满了个性化健康教育的理解与关注，是的，跑多少合适，如果不自己去体验和把握，别人怎么能代替呢？对了，本书所有问题都是作者在自己的新媒体平台中回答读者提出的真实问题，作者结合自己的医学功底、健康教育理论功底、丰富的健康行为和健康生活方式实践功底对这些问题作出回答，从内容上可以看出这些回答科学性趣味性实用性强，对读者践行健康行为和健康生活方式大有帮助。在当前健康中国建设如火如荼，民众对健康问题极为关注，医疗技术难以在防病工作中发挥作用的形势下，这些健康科普知识宣传对提升民众健康素养和健康维护能力极有帮助，我们很希望广大医务人员都能利用自己的医学专长多做健康科普传播，为民众不生病少生病贡献力量。

上海胡锦华健康促进中心理事长

CONTENT 目录

第一章 关于饮食

第二章 关于运动

第三章 关于减脂

第四章　关于起居、环境和心理

第五章　关于儿童健康

第六章　关于亚健康及部分疾病

第一章
关于饮食

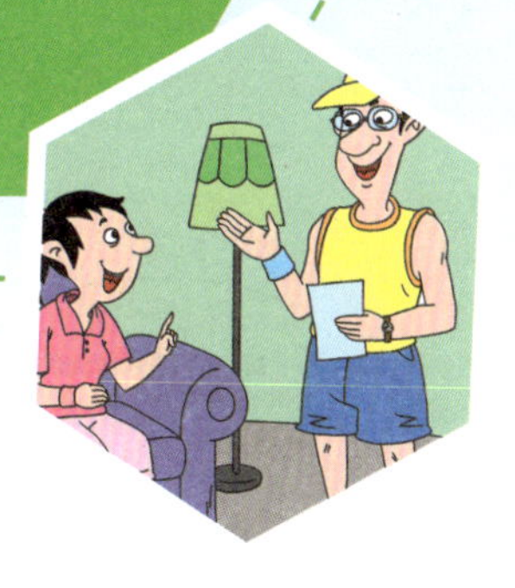

问题 1

控制饮食，晚餐不吃，早晚上下班骑自行车，晚上去健身房锻炼两小时，为什么体重没减反而增了？

解答

为什么食也控了，腿也动了，体重反而增了？

首先，我们要明确，体重增加并不代表体脂增加。体重的构成包括脂肪和脂肪以外的肌肉、骨骼及其他器官等组织成分。之所以用体脂率这一概念，就是基于人们对肥胖的关心。所以，体

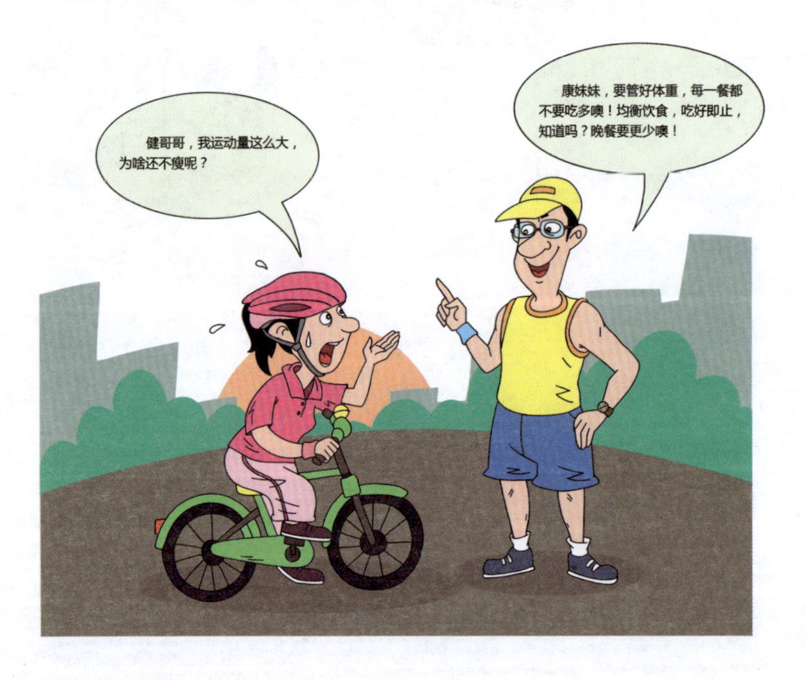

重增加了，可能是脂肪增加了，但也可能是通过健身，肌肉（也就是瘦体重）增加了。笼统地说体重增加无法判断是体脂还是肌肉增加。最好测下腰围，腰围下降了，就是体脂减少了。所谓体重指数 BMI 并不能反映是脂肪还是肌肉在变化。

其次，体重要想下降，降低身体脂肪含量，控制饮食和加强运动两者必不可少。单纯通过饮食控制而达到减肥目的，肥是减了，但身体缺少活力，还可能出现营养不良的问题。因此，必须在管好嘴的同时加强运动消耗。能量摄入少了，消耗又多了，体脂必然减少。题主要注意体会下早午餐的食量是否过多，如果餐前一个小时左右不觉得饿，甚至进餐时间已过仍不饿，说明前一餐进食过多，要减少进食量。另外，题主健身运动量不小，晚餐不可不吃，但要控制食量，饮食要均衡。

问题 2
多喝水有什么好处?

解答

水是生命之源，源在哪?

水，是人类维持生命最重要的营养素。其他营养素如碳水化合物、蛋白质、脂类、维生素及矿物质等，即便几天不摄入，也不至于饿死，或者因缺其中某样营养素而致死。但水不行，人离了水，只能活几天。所以，极端情况下，人会喝尿，那是生与死的选择，不喝，只有等死。由于水相对容易获取，渴了就能喝到（战争情况除外），人们往往忽视其重要性。最重要的东西反而被忽视，这可能也是人类一种奇怪的智慧。

一、水有什么用?

贾宝玉说，女儿是水做的。其实，泥做的男人体内也有不少水，甚至比女人在比例上还多一点。16 ～ 30 岁的女性，体内水分含量占体重的 50.9%，而同年龄的男性体内水分含量则占到 58.9%。这主要是由于男性肌肉多脂肪少，而肌肉含水量相对较大，是脂肪组织的 3 倍。那么，水到底有什么用? 为什么说水是生命之源呢?

（一）作为溶媒

如果把各种营养物质比作鱼虾，那么，水作为溶媒的功能就相当于江河湖海。人体需要的各种营养物质的吸收、转运，各种代谢废物的排出都需要先溶解在水中才能进行。这涉及消化、吸收、代谢、分泌及排泄等多种人体重要的生理功能。如果没有水作为溶媒，生命中这些反应都会停止。试想，如果没有水，血将不会流动；如果喝水少，血黏度增高，血流得会比较费劲儿，人体的功能怎能不受影响？

（二）调节体温

人体的能量来源主要靠三大营养素，即碳水化合物、脂肪和蛋白质。这些营养素产生的热量，一方面为机体生长发育、组织更新提供能量，另一方面还要维持体温在正常范围。如果机体产生的热量太多，机体无法把热量及时释放出去，多余的热量就会让机体温度升高。这不仅可致病，甚至可致死。所以，机体设计了排汗功能来帮助散热。排汗散热的同时，机体释放出大量的热量。一般蒸发出 1 升的汗液，会从体内带走约 600 千卡的热量。这种排汗有时人体并无察觉，这叫隐性排汗。所以，即使你并不觉得口渴，也要经常喝水以补充体内排出多余热量时丢失的水分。

（三）充当润滑剂

口腔中的唾液和食道中的黏液会让食物更易于下咽，关节腔内的滑液会让关节活动更加自如并减少软骨与骨之间的磨损。

（四）直接参与构成机体组织和细胞，并使这些组织因为有水而更有弹性。人体那么多器官和组织，哪样会没有水分呢？

二、人体缺水会怎么样？

人体每天都会通过排尿、出汗、呼气和排便等方式排出 1900 ～ 2500 毫升水分。这些水分显然需要人体再补充回来。否则，机体就会缺水。由于机体自身可产生 300 ～ 400 毫升的代谢水，因此，人体每天至少要喝水或饮料 1500 ～ 1700 毫升才能让机体保持水平衡。由于每人的年龄、运动量、体力活动、身处的环境温度不同，因此，个人的饮水量还要根据个人情况进行调整。

如果人体缺水，或长期饮水不足已造成脱水，这对人体健康危害极大。如果人体失水量占体重的2%，就会感到口渴和尿少；失水达6%时会全身无力、抑郁、无尿；失水达体重的10%则会出现严重的代谢紊乱，烦躁不安、眼球内陷，皮肤失去弹性、全身乏力、体温升高、脉搏加快、血压下降等；失水超过体重的20%会导致死亡！

三、如何喝水？

（一）要养成勤喝水的习惯，不渴也要喝水，没事就喝两口。如果已觉得口渴，那机体就已处于缺水状态并已对身体功能产生了影响。

（二）每天8杯水，早起和睡前各喝一杯，其他6杯白天完成。人经过一夜的睡眠，会损失不少水分，早起时喝一杯温开水，有助降低血液黏稠度，促进血液循环，也有助老年人减少中风危险；晚上睡前因同样原因也要喝一杯温开水。不要怕晚上起夜而不敢喝水。不能在工作期间因怕如厕而刻意少喝水。

（三）喝水最好选择白开水，安全卫生，廉价易得，而且富含不少矿物质。饮茶是中国人的传统优良养生之法，长期饮茶有助于预防心脑血管疾病，并可降低某些肿瘤发生的风险。但因茶中有令人兴奋的成分，故晚上睡前不建议饮茶。

（四）运动员、建筑工人、农民等体力消耗大或在高温下运动劳动的人群，饮水中还要加入少量盐，以避免出现只补水没补盐而造成的低渗性脱水。脱水按原因不同，会出现水分和盐分丢失比例不一样的情况，临床有高渗性、低渗性和等渗性脱水三种。如果只补水不补盐，血液会被喝进的不含盐的水稀释，可引起脑水肿，非常危险。这也是马拉松运动员在跑步过程中要服用盐丸的原因。

四、水喝多了会中毒吗？

一般不会。水喝多了，机体会通过中枢神经系统和肾排尿系统将多余的水分排出。此时，人不会再有渴感，只会尿意频频。所以，肾功能正常的人不会因主动喝水而引起水中毒。

健哥哥，盐是个坏东西吗？现在好多人患高血压啊！
盐
任何营养素都是好的，但有个适量不适量的问题，盐吃多了会患高血压。但盐少了也不行，重体力劳动者和运动人群都要适当补充点盐水噢！

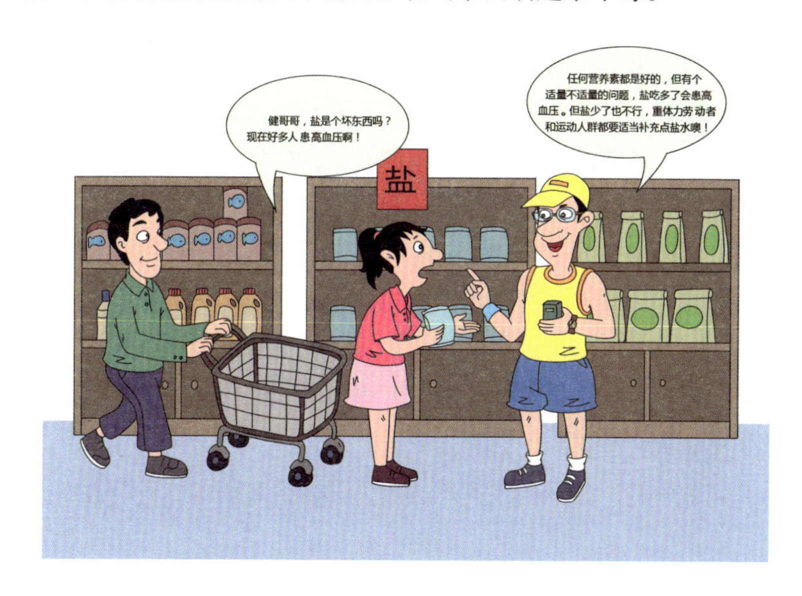

问题 3

好吃的东西不健康，健康的东西不好吃，为什么会这么说？

解答

东西好不好吃，是一个极具个性化、地域性及时代性的感受。说它具个性化，就是所谓的众口难调。一个人觉得超好吃的东西，另一个人可能咬一口就不吃了。比如说地方小吃，当地人是很爱吃的，吃了几百几千年了；如果外地人去吃，就不一定觉得好吃，这就涉及了饮食的地域性问题。所谓饮食的时代性，就是指旧社会、新社会，以及新社会的不同时期。随着社会的发展和人民生活水平的提高，人们吃的好东西越来越多。以前觉得很好吃的东西，现在不觉得是什么了不起的美味了。《白鹿原》中黑娃第一次吃冰糖后的震撼反应让人记忆深刻。但是，现在还有谁会去嚼块冰糖来体会美味呢？所以，东西好不好吃，会随着时代变迁。东西没变，人们的口味变了。

问题中的“好吃的东西不健康，健康的东西不好吃”在概念上是错误的。健康的东西，因为有食物的原味，少有或没有添加剂，因而更有食物的天然美味，是真正的好吃的东西。我们出去旅游，在乡村吃到的土菜土蛋家鸡，会觉得很好吃。一方面，这是外出游玩心情好什么都好的心理因素的影响，更重要的是吃到了天然、没有添加剂的食物原味，这勾起了人们内心深处最原始的感觉。另一方面，健康的东西也可以做得很好吃。这涉及做食物是否用心思、动脑筋的问题。如果一个人烹饪很用心，他就会不断反思和琢磨菜做得有什么缺点，要如何改进，食物就会越做越好吃。很多市售的东西为改善口味使用的添加剂太多，因此不是万不得已，还是少在外面吃，家常饭菜往往营养又美味。

但是健康啊，少油少盐少……
康妹妹，你做的菜好难吃！
不能少味道！其实，健康的东西是可以做的好吃的。

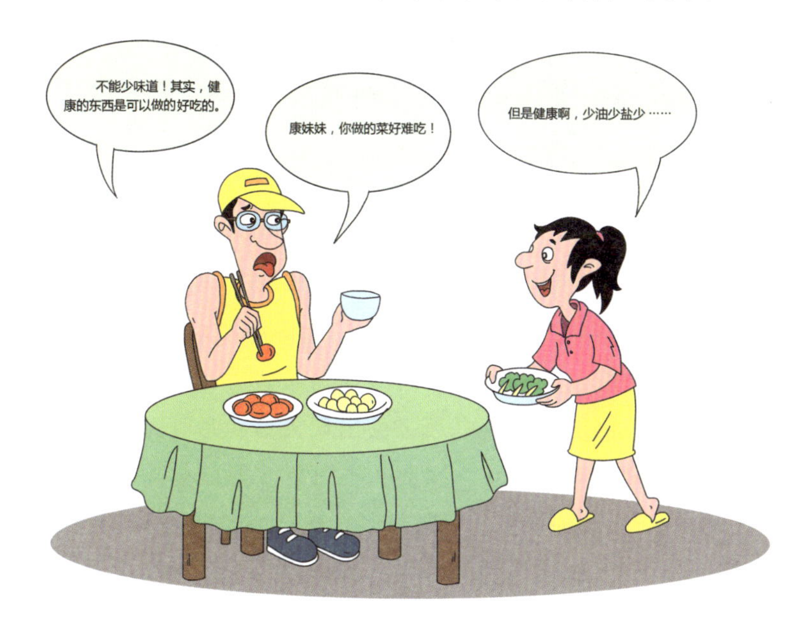

问题 4

日常多吃什么食物可以快速排出体内的尿酸？

解答

血液中尿酸太高（即高尿酸血症，血尿酸大于 7mg/dL）的原因有两个，一是尿酸排泄减少，二是尿酸生成增多。人体是个平衡系统，尿酸也需保持平衡。如果排泄减少或生成增多，体内尿酸势必增高，超过正常值即为高尿酸血症。高尿酸血症持续发展，有可能发展为痛风，会出现关节、肾脏、眼部等的问题，有的还会更为严重。因此，平时要注意减少高尿酸食物的摄入并加速尿酸排出。只想着多吃什么食物加速尿酸排出，但不注意减少高尿酸食物的摄入，势必造成尿酸走高，不利于尿酸恢复正常。

一、减少高尿酸食物摄入

痛风病人及高尿酸人群，要多吃新鲜蔬菜、五谷杂粮、脱脂乳类和蛋类；避免食用动物内脏、贝类等。

二、加速尿酸排出

碱性环境有利于尿酸排出，使尿酸不容易在尿中积聚形成结晶，可服用碳酸氢钠来碱化尿液，成人每天 3 ～ 6 克，但不要长期大量服用，否则会因血钠过高引起水肿或碱中毒；可适当多吃碱性食物，多喝碱性饮料；要多喝水，每天 2000 毫升以上；要通过加强运动和控制饮食，使体重保持在正常范围。

痛风好痛苦！康妹妹，救我！
痛风关键是管住嘴，不能痛风过去了又想吃！

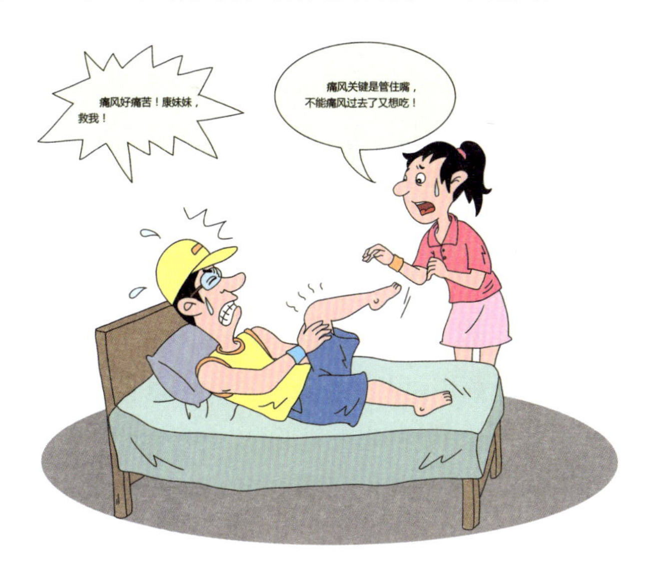

问题 5
如何合理控制饮食？

解答

合理膳食、适量运动是健康生活方式的重要内容，与个人的健康和寿命密切相关，非常重要。合理膳食是指膳食结构要平衡。平衡有三层含义：一是人体所需营养素与膳食所提供的营养素要平衡。目前已确认的人体必需营养素有 42 种，任何一种都不能缺乏。二是各类食物的搭配要平衡。各种食物所含营养素不尽相同，没有哪种食物能提供人体所需的全部营养素（只有母乳

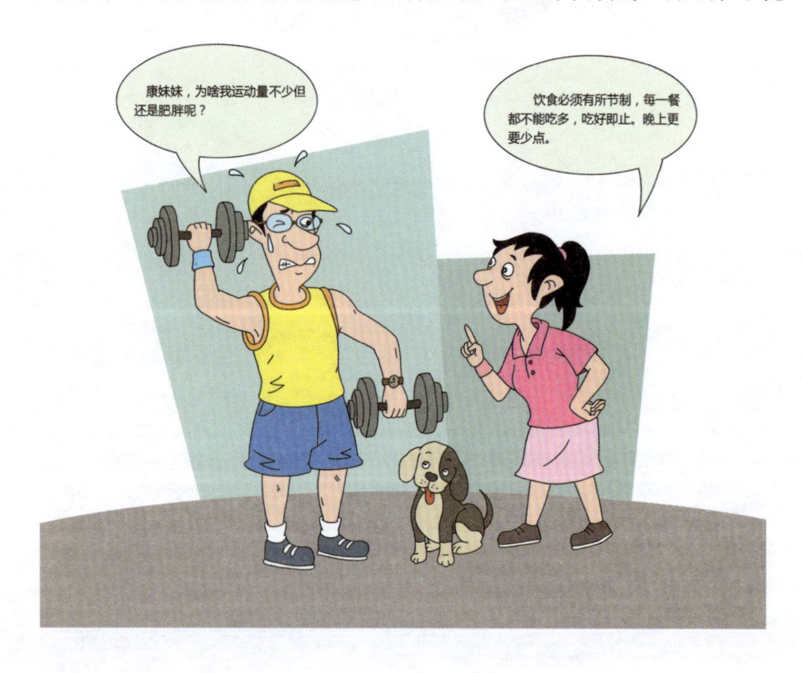

能满足 0 ～ 6 个月婴儿的全部营养需要）。因此，必须保持食物多样，不可挑食。三是能量摄入与能量消耗要平衡。每个人的身体能量消耗不同，每个人的摄入量要与自己的消耗量相匹配。如要减重，就需摄入少于消耗，即少吃多动；如要增重，则需摄入多于消耗，即多吃少动（消瘦者也需坚持运动以提高体能，并可逐步增重）。

问题 6

有什么方法可以控制食欲?

解答

如果不是病态的嗜食症，有食欲、食欲良好或食欲很好都是正常现象，没有食欲才有点不对劲。如果控制不好食欲，长胖就很容易，因此就有了“有什么方法可以控制食欲？”这样的问题。

控制食欲，用药可以，但有副作用。因此，不主张用吃减肥药的方式控制食欲来达到减肥目的。

健哥哥，今晚来点宵夜吧。
可以啊，西芹、黄瓜加豆腐干。

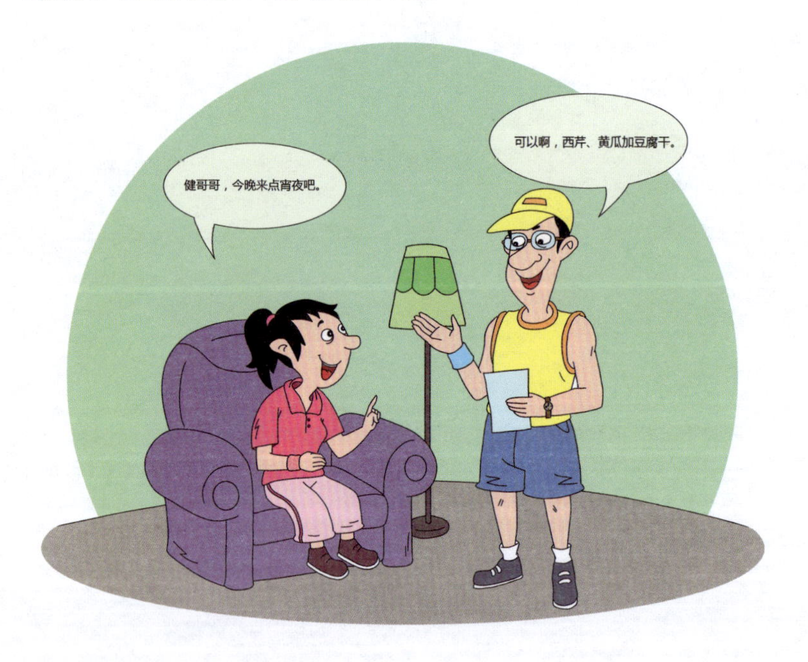

体重控制，是需要一辈子都坚持的事。如果减一阵子减下去了就故态复萌，势必要开展新一轮减肥，这对身体很不好。因此，不能试图用药物控制食欲，而是要用自己的意志力来控制自己。其实，减肥并不需要变成苦行僧，什么都不敢吃。相反，在食物均衡、总量控制的情况下，什么都可以吃，但要有所节制。比如红烧肉，很多人爱吃，可以吃啊，但是我们只吃一块，过下瘾就行了，不要想着再吃第二块甚至第三块。另外，吃了一块高热量的红烧肉，主食要相应减少，只要吸收的总热量控制好，吃什么都无所谓。红烧肉最好中午吃，不要在晚上吃，因为晚上容易过食导致脂肪堆积。总之，只要每餐都不吃多，而且最好少量多餐，在什么都可吃但坚决不吃多的情况下是能够减肥的。当然，多多运动是必须的，吃了一块红烧肉，只好多做运动了。另外，控制食欲最好的方法是想着身材美带给自己的享受和自信，这份享受远比美食有诱惑力，不是吗？

问题 7

孕早期需要补充什么营养?

解答

孕早期是指怀孕第 1 ～ 12 周。

孕早期妇女膳食要注意如下几点。

一、膳食清淡、适口

多数孕妇孕早期会出现恶心、呕吐、食欲下降等妊娠反应，一般到孕 12 周左右这些反应会减轻或消失。因妊娠早期胚胎刚刚开始形成和发育，不需要吸收很多营养，轻微妊娠反应一般不会影响胎儿发育，所以不必过分担心。但对于反应较重的孕妇，应注意多饮水、多吃青菜水果，少食多餐，进食可不受时间限制，尽量在呕吐之前进食，并选择适合自己口味的食物，适当吃些营养丰富的瘦肉、动物肝脏等，并注意维生素、优质蛋白质和叶酸的补充。对于妊娠剧吐、长期饥饿引起血压下降、尿量减少、消瘦明显的应及时入院治疗。

二、保证摄入足量富含碳水化合物和叶酸的食物并补充叶酸

胎儿组织脂肪酸氧化酶活力极低，很少利用脂肪供能，因此，葡萄糖就成为胎儿能量的唯一来源。如果怀孕早期因孕妇的妊娠反应使孕妇处于饥饿状态，尤其是严重呕吐不能摄取足够

健哥哥，又想吐，
啥也不想吃了！
不吃不行。我们要少量进
食，吃那些吸收快易消化的，
虽还想吐出来，但食物已被吸
收了！

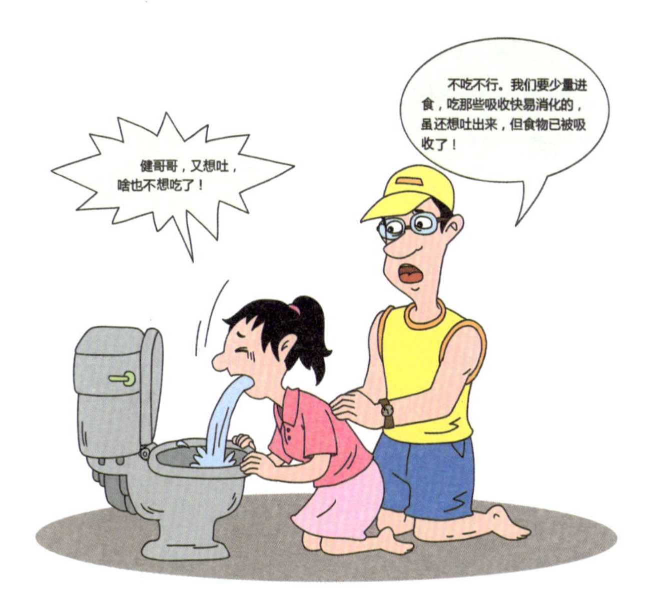

的碳水化合物，会影响胎儿血糖供应，并使孕妇机体脂肪分解。而脂肪分解的代谢产物——酮体会通过胎盘进入胎儿体内，影响和损伤胎儿大脑和神经系统发育。故孕早期必须保证每日摄入不少于 150 克的碳水化合物如谷类、薯类和水果等，以保证胎儿能量供应，并可避免酮症酸中毒对胎儿的不良影响。孕早期叶酸缺乏可导致增加胎儿发生神经管畸形及早产的危险。如怀孕前后摄取足够叶酸，可使神经管畸形发病率降低 85%。因此，妇女应从计划怀孕开始尽早服用叶酸并摄取足量富含叶酸的食物，如动物肝脏、深绿色蔬菜、豆类、鸡蛋和坚果等。

三、戒烟、禁酒

吸烟的孕妇临产时出现胎盘早剥、出血、羊水早破等合并症的风险比不吸烟孕妇高 1 ～ 2 倍。尼古丁能导致畸胎或死胎。烟雾中的氰化物可导致新生儿发生先天性心脏病、腭裂、智力低下等；怀孕期间吸烟的妇女生下的婴儿发生猝死的概率性要比不吸烟妇女生下的婴儿高3倍。因此，孕妇应戒烟。孕妇饮酒易使胎儿患酒精中毒综合征，而且即使孕妇体内的少量酒精也会对胎儿造成伤害。因此，孕妇也应禁酒。

问题 8

早上不吃早餐对身体好吗？有什么医学依据吗？

解答

早餐不仅要吃，而且要吃碳水化合物。人经过一夜的睡眠，腹内基本是空空的状态，这时候就好像汽车油灯已经亮了，油快耗完了。如果不吃早餐，就等于亮着油灯开车上了高速跑长途，这显然很不靠谱。如果不吃早餐，人体就会能量缺乏，尤其是大脑，只能依靠葡萄糖供能；如果不吃早餐，血糖浓度降低，轻者会头晕、乏力、没精神、注意力不集中、做事容易出错，重者

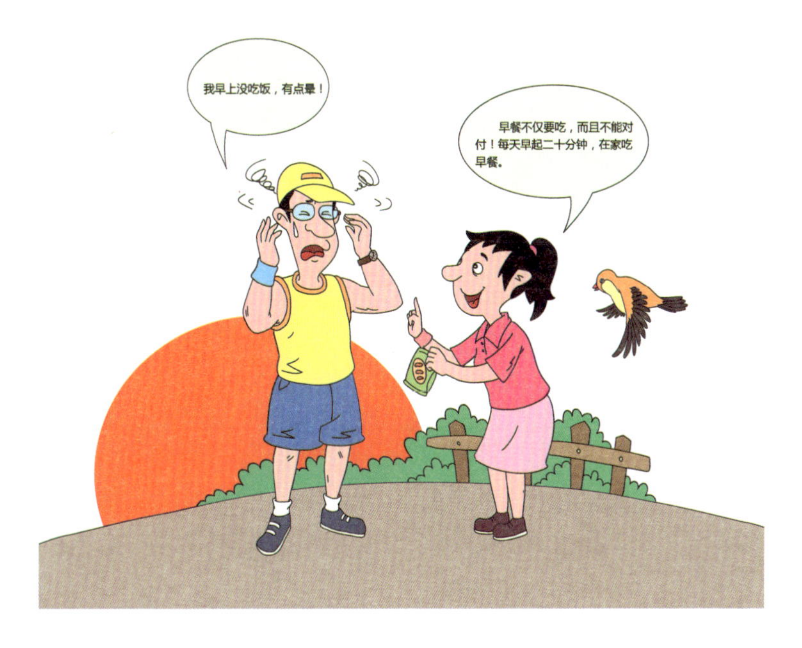

则会出现昏迷、晕倒甚至有生命危险。另外，心脏跳动也主要依靠糖原分解供能。如果不吃早餐，机体势必分解过多脂肪进行供能，这会造成脂肪分解代谢产物——酮体过多，会引发酸中毒。所以，早餐一定要吃，而且要吃好。

早餐要吃好，碳水化合物不能少。一般成人早餐碳水化合物要有 150 克左右，比如吃一个 100 克的馒头，加上 50 克左右的粥类，再加上鸡蛋、小菜等。

问题 9

周围神经损伤患者有哪些需要注意的饮食宜与忌?

上周检查出患有周围神经损伤，现在右手基本上没有运动能力。虽然现在还在治疗，但还是担心以后手部活动能力会受影响。听别人说饮食也是治疗过程中很重要的一环，所以想请大家告知，患有周围神经损伤的患者饮食上有哪些宜与忌?

解答

周围神经包括脑神经、脊神经和内脏神经。这些神经有的管感觉，有的管运动，也有的感觉、运动都管。周围神经病损一般分为周围神经损伤和神经病。此问题是关于周围神经损伤的，而损伤也分很多情况，有些情况恢复较快，有的可能耗时较久，有的还需要手术治疗。对于神经损伤，要由医院的康复医生做康复评定，确定神经受损性质、做出预后判断、确定康复目标并制订康复计划。

周围神经损伤康复的目的是早期防治各种并发症，康复晚期则是促进神经再生恢复，防止肢体发生挛缩畸形。因此，要请康复医生尽早介入，介入越早，康复效果越好。同时，患者也要加强受累肢体的主动和被动运动，每天至少 1 ～ 2 次，以保持受累关节在正常活动范围内。如果受损程度较轻，则要进行主动运动。像问询者讲的右手不能动，则应用健手或由亲属帮忙进行被动运动，具体可进行被动伸腕、伸指。用健手抓握患手手指，尽量缓和用力将患手手指伸展，同时将手腕向手背方向伸展。该动作可防止关节周围软组织缩短，保持腕关节及手指各关节活动度。要注意用力轻柔，试探着伸展，不可暴力拉伸。

至于饮食营养方面，维生素 B_1 和 B_6 有助于神经功能恢复。维生素 B_1 能调节神经生理活动，可适当食用动物肝脏、肉类、豆类、花生及粮谷类等，水果、蔬菜也含有维生素 B_1。要注意的是，谷物过度加工、食物过度水洗、烹饪时弃汤会使维生素 B_1 丢失。维生素 B_6 可维持神经系统功能，在肉类、动物肝脏、鱼类、豆类及坚果类食物中含量丰富。患者也可口服维生素 B_1 和 B_6 制剂，但要注意维生素 B_6 长期大量服用会导致中毒。饮食中的维生素 B_6 不会导致中毒。

健哥哥，渐进性功能训练是啥意思呢？
渐进性功能训练是一种运动康复技术。其核心原则就是渐进性，即渐渐增加负荷和难度，不能一下子就上大负荷和高难度，否则容易出问题。训练毕竟安全第一。渐进性功能训练的难度分1～6级，1级最容易，没什么技巧，相当安全，适合于每个人；而到 6 级则技巧复杂，难度高、不够安全，只有很健康而且有相当运动基础的人才能上到这个级别。所以，运动健身一定不要急于求成。

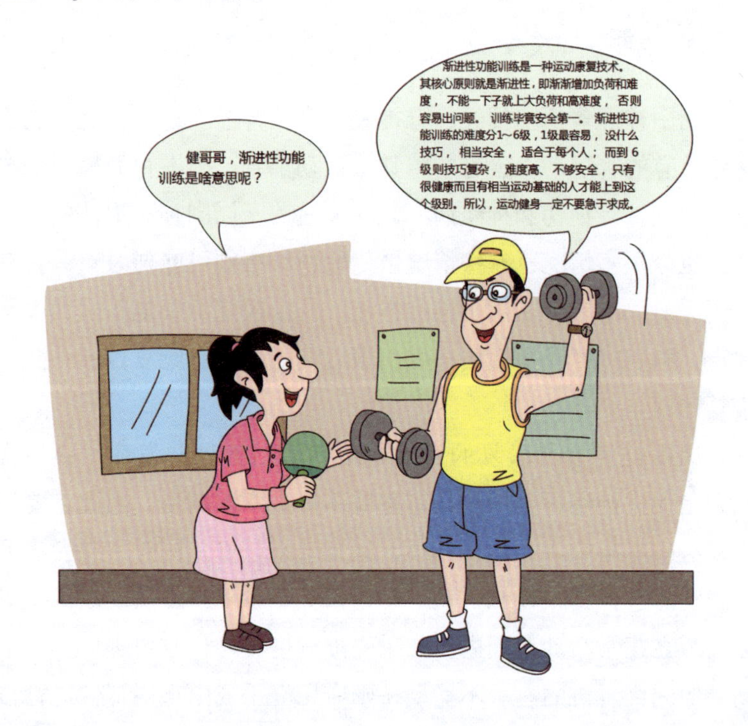

第二章

关于运动

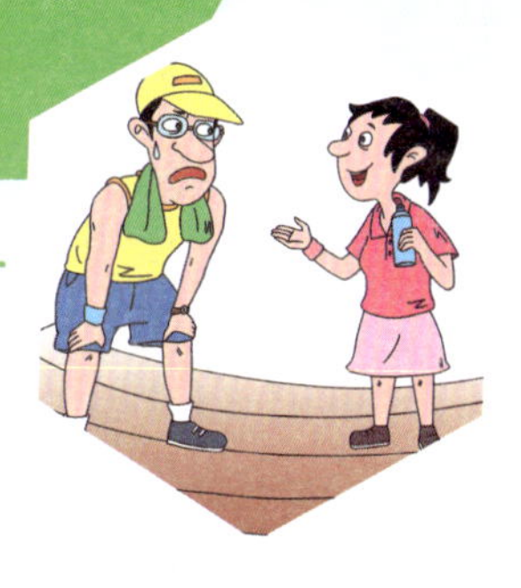

问题 10
天热运动时如何保持凉爽？

解答

夏天阳光充足，是运动补钙强化骨骼的最好时机。但天热日晒又让很多怕热的人对户外运动望而却步。实际上，只要做好充足的准备，做好下面几点，夏天出去运动仍然可以相对的不那么热甚至挺凉爽呢。

一、装备要专业

装备专业不仅让人显得有点酷、有点美、有点帅，更重要的

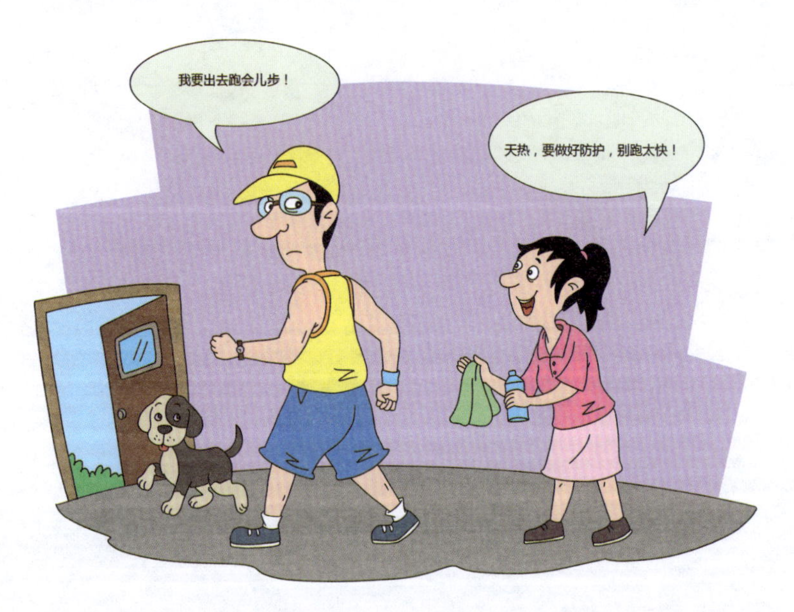

是专业装备对运动者能提供更好的保护。夏天运动要戴浅色、如白色、透气的帽子，戴的时候松紧要合适，要既能吸住头部挡住汗，又不会太紧；上衣要快干透气轻薄，略大一些，有利于空气流动散发热量；裤子也要相对快干透气轻薄；鞋子最好是做什么运动穿什么鞋：跑步穿跑步鞋，打网球穿网球鞋。运动前穿好衣服可在家试着运动下，看是不是很舒服；不舒服就找找原因，调整一下。现在很多人跑步会用腰包，实际上这东西往衣服外面一箍，衣服摆不起来会影响空气流动，人会觉得更热。因此，最好把腰包放在衣服里面，让衣服能在外面摆啊摆的会凉快不少。另外，太阳大的时候，墨镜也必不可少。

二、时机要选好

最好不要在一天中最热的时候出去运动，比如上午十点到下午三点之间。但状态良好、装备专业、防护得当、补水充足的运动者也可以适当地出去运动。天热运动是否会出问题关键在自己的运动知识技能而不在太阳。怕热的人可以在早晚出去运动，但最好能遇到点太阳，这会对身体更好。

三、补水要及时科学

天热运动要补糖盐水，不能光补矿泉水。药店有卖口服补液盐的，可以买回来自己配制。当然，自己在矿泉水中加些盐和糖也是糖盐水。一般 500 毫升水加盐 1.75 克，糖 11 克（差不多就可以，不需要太精确，用厨房秤称一下最好。如果不知道 1.75 克盐是多少，就用干燥的手捏两下盐放水里就可以了）。如果你觉得不需要带 500 毫升水，可以配好后倒出你想带的量在另外的瓶子里。

四、防晒要适当

不要用太油的防晒霜，会影响散热。

五、适当自擦冷水

运动中最好带条小毛巾，而且要过水后拧干，用它来擦汗会更凉爽。

六、在状态好的时候运动

要在自己觉得状态好的情况下出去运动，如果觉得很累，状态不好，就不要出去做剧烈或长时间的运动。状态不好的情况下，人对热的抵抗力会下降，运动中容易出问题。

顺便提一下，有些人为了减肥，在大热天穿很多，捂得严严实实的，以为出汗多就能减肥，这是很危险的事情，很容易中暑，而且也不会对减肥有任何帮助。要减肥，不仅要多运动，最重要的是要管住嘴。

问题 11

健身坚持不下去了，怎么办？

本人健身一年了，效果还行，但总有些时候在健身房卧推的时候没有动力，有什么方法能激励自己去承受痛苦，挑战极限？

解答

健身要适度，过量易受伤。

对于一直坚持健身，且效果不错的健身爱好者，如果有一天觉得没有兴趣，缺乏动力去坚持了，这可能与运动量过大，出现运动疲劳有关。“运动是把双刃剑”，适量运动后人会觉得神清气爽、精力充沛，会期待着下次运动；而如果运动量过大，运动后疲惫不堪，甚至出现大量出汗、心慌气短、头晕眼花、恶心不想吃饭等不正常反应，则说明运动量过大，必须注意休息或减少运动量。否则，疲劳不断积聚，身体没有时间来疏解压力、积蓄力量，在下次运动的时候，身体处于疲劳状态仍勉强健身或去跑步，就很容易受伤，而且锻炼效果和运动成绩必然大打折扣。万一受伤，再被迫休息几周，则得不偿失，很可能好不容易减下的体重回归或长大的肌肉变小。因此，喜欢健身和运动的朋友一定要掌握好健身和运动的量，每周至少有两天让身体休息、恢复。下次运动或健身的时候，让身体有跃跃欲试之感，就说明休息得差不多了，这样健身和运动的效果可能更好。

另外，要想办法提高运动和健身的趣味性，使自己能一直因

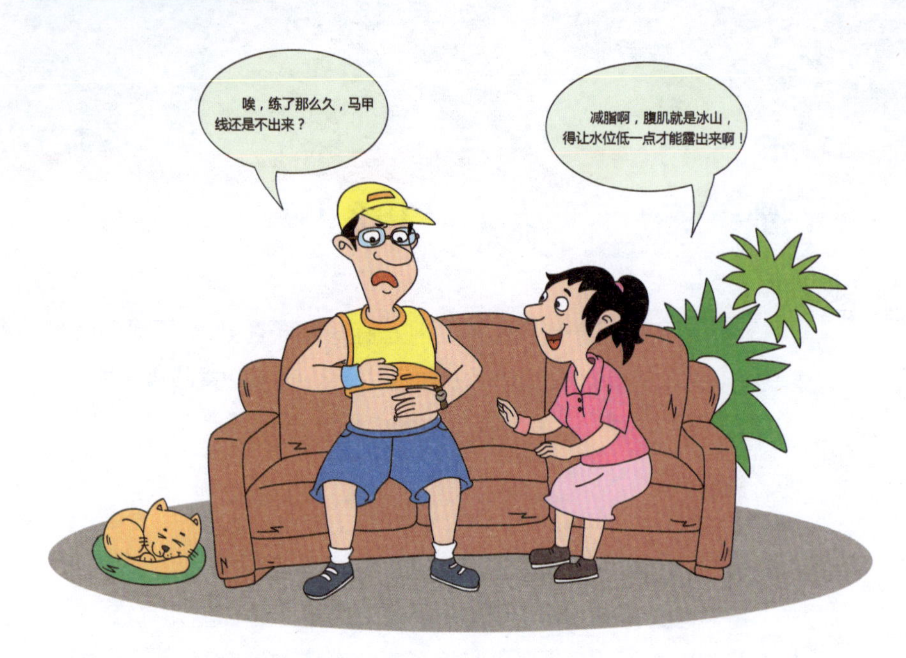

为喜欢而不是带着什么目的去健身。只有喜欢，才容易坚持。实际上，如果真的喜欢，就已经不是坚持，而是主动去追求了。这在态度转变上叫“行为内化”，就是健身和运动行为已成为自己生活的一部分，像吃饭喝水，不用去想，自然会去做。达到这种程度的健身和运动，就不会需要什么动力去坚持。而要达到这种内化程度，需要我们坚持适量运动，在运动中感受自己的强健和美好，感受肌肉的增长和脂肪的减少。这种效果也是驱动我们坚持健身和运动的不懈动力。

问题 12
健身要到什么程度才能怎么吃都不胖?

解答

有这样一些人，怎么吃都不胖，不健身、不运动且吃得不少就是不肥胖的人是有的。这种人我们会充满羡慕之情地称之为“有口福的人”，或者称之为“浪费粮食的人”。实际上这些人有的是因为消化不好，长期腹泻拉肚子，吃进去的东西吸收的不多。因此，怎么吃都不胖也可能就是这样的体质。

好想怎么吃都不胖，你看，那么多美食！
如果不是天生有口福，只好有所节制了，否则就是肥肥肥！

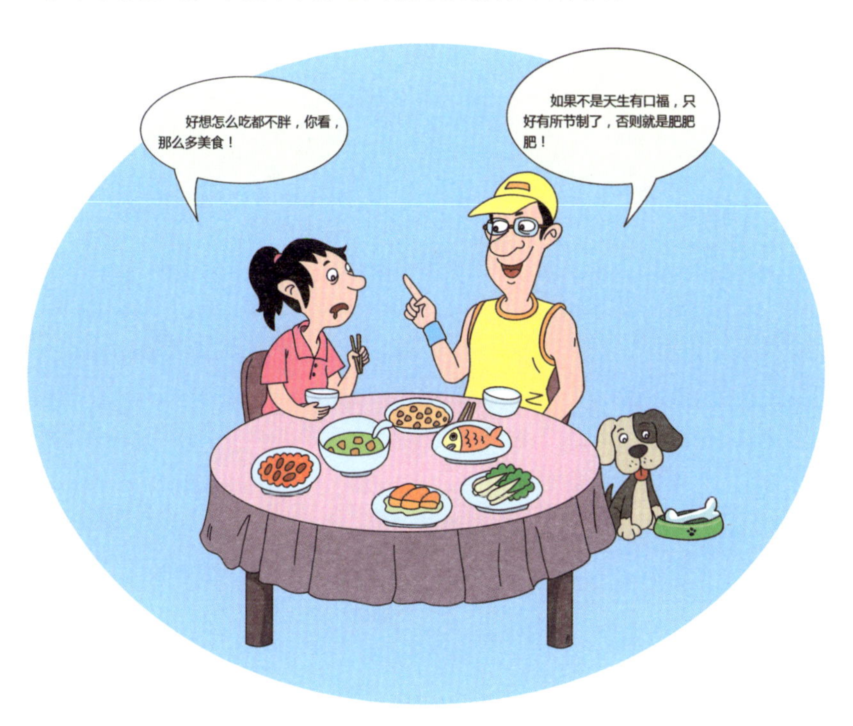

但是，要说健身到什么程度，才会怎么吃都不胖，那需要健身的强度非常大。健身的能量消耗比你无论怎么吃摄入的能量都要大，身体才会保持能量平衡，才会怎么吃都不会胖。这种情况如果有的话，可以称之为“拼命吃、拼命健身”，但这种人应该没有，因为健身的人都在追求美感。这些人对于能量摄入十分讲究，非常在意是否会因为过量饮食而使健身的效果大打折扣。因此，要健身，就应有正确的健身理念和健康理念。在健身的同时，要坚持健康的饮食理念。只有保持吃动平衡，才能保证健身效果。让我们在健身的同时，保持健康。

问题 13

健身时大重量少次数和小重量多次数有什么区别?

好纠结，不知道哪个好？求各位大神解答。

解答

当我们想进行力量训练时，有几个参数要清楚，那就是重量负荷、动作时间、组数及每组间的时间间隔。这些对于实现一个人的力量训练目的很重要。重量负荷到底选择多少，要取决于一

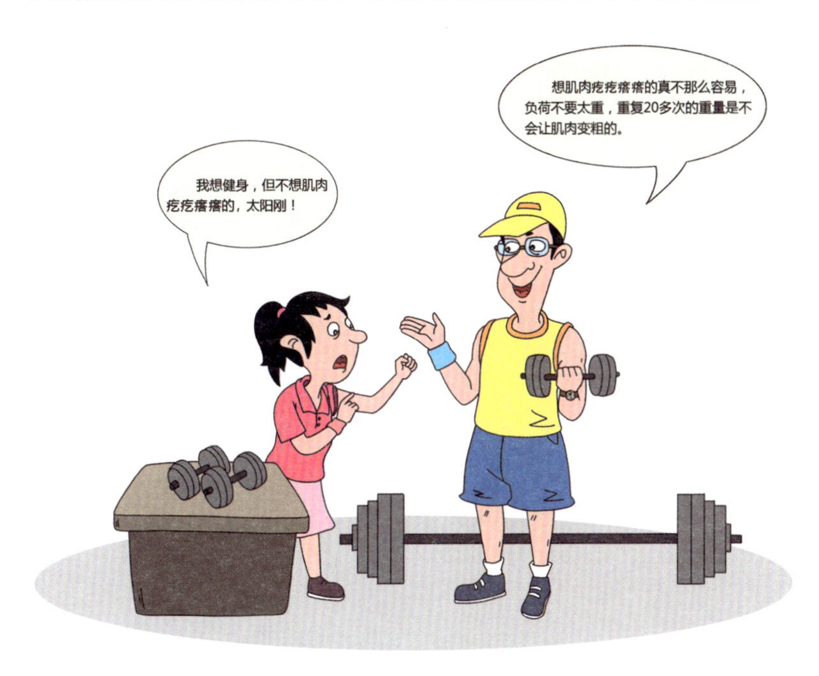

个人的力量训练目的。是想让肌肉长粗长大，看起来很壮很威猛，还是想增加肌肉耐力，让肌肉能连续工作更长时间？如果想长肌肉，就要选择重些的负荷；如果想增加肌肉耐力，就要选择轻些的负荷。这涉及一个概念：RM。它的意思是一个重量负荷你最多能搞多少次。如果只能搞一次，这是你的 1 个 RM，如果能搞三十次，这是你的 30 个 RM。1 ～ 5 个 RM 能使肌肉增粗，能发展力量和速度；6 ～ 10 个 RM 能使肌肉粗大，力量速度提高，但耐力增长不明显；10 ～ 15 个 RM，肌纤维增粗不明显，但力量、速度、耐力均增加；16 ～ 30 个 RM，肌肉内毛细血管增多，耐力提高，但力量、速度提高不明显。普通人群推荐 8 ～ 12 个 RM，同时发展肌肉力量、耐力和肌肉体积；50 岁以上，推荐 10 ～ 15 个 RM。

问题 14

经常锻炼完从健身房出来第一件事就是抽烟，对身体是否损害很大？

解答

经常看到有些人在健走或骑车时抽烟，甚至有些人还是在和别人一起走路的情况下边健走边抽烟，和他一起走路的人直接"享受"他的二手烟。笔者曾亲眼见到一个男孩边抽烟边搂着自己的女朋友走路。这些都是非常不健康、不文明的举止。笔者跑步时，也经常遇到前面有人边走路边抽烟。遇到这种情况，本人就会跑到路对面，超越抽烟人后再折回右侧跑道。你看，抽烟是不是对别人造成了困扰和不便？如果从健身房出来，第一件事就是抽支烟，和运动时抽烟差不多，对健康危害极大。

运动的时候，包括刚运动完的时候，人的心肺功能属于非常活跃的时期。大家都有体会，运动的时候呼吸深快，这样才能有更多的氧气提供给机体利用。如果健走、骑车的时候抽烟，等于在用力把烟吸到肺的最深处。这显然对身体危害更大。刚健身结束也是一样，心肺功能还没有恢复到平常状态，这时候抽烟与运动时抽烟没什么两样，都对身体的危害极大。

运动是为了获得健康，也是为了自己变得更美，或者是为了自己有个好心情。运动和抽烟是两种极不和谐的行为，运动的人很美，但加上抽烟则大大地打了折扣，不仅不美，而且让附近的人厌烦，因为二手烟影响了别人的健康。所以，爱运动的人们，请尽早戒烟。不要一边爱护健康，一边伤害健康，更不要在运动的时候或运动结束后立刻抽烟。这样真的既害己，又害人，而且，抽烟的人，真的不美。

健身一身汗，出门一支烟，爽！
呼吸加深时，烟刚好都被吸到肺的深部！危害更大了！再说了，吸烟不能影响别人啊，去一边抽去！要尽快戒掉！

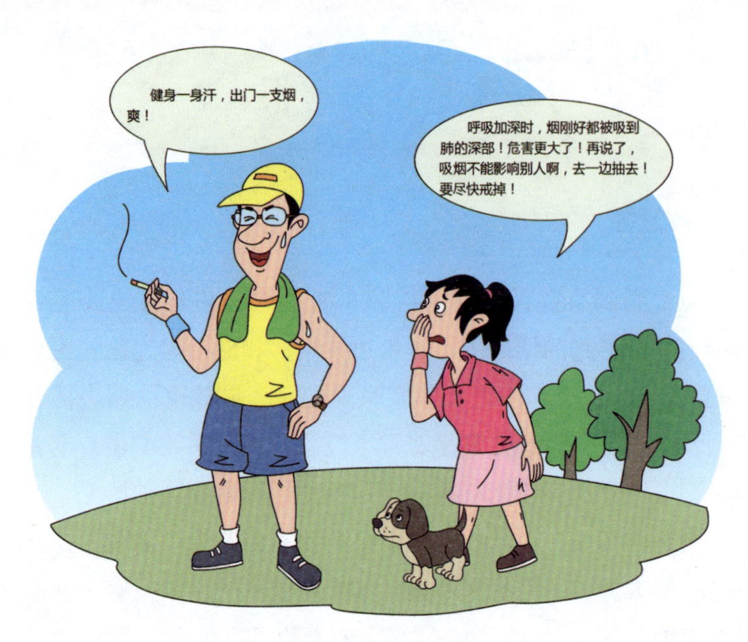

问题 15
慢跑的时候，每次跑多长时间为宜？

解答

慢跑跑多长时间合适，这是一个非常个性化的问题，也是一个个性化运动处方的问题。因为每个人的体质不同，健康状况不同，运动基础也不同。因此，仅仅问慢跑跑多长时间合适，是无法给出确切的答案的。有的人跑几个小时也没事，也有的人跑一两百米都不行，这就是个体差异。因此，慢跑跑多长时间合适，要结合自己的身体情况、健康状况和运动基础综合确定。

从健康角度来看，提倡适量运动，既不能运动不足，也不能运动过量。适量，这个量对于每个人而言都不同。开始慢跑前，首先要了解自己的身体情况，有没有心肺等疾病。即使心肺有问题，也不是就不能运动，而是要请医生、健康管理师、健身教练等专业人士给予指导，开出个性化的运动处方。如果没有什么心肺问题，也要考虑自己的运动基础。有些人长期不运动，即使没什么病，也不能一下子上太大的运动量，比如有些高考生，考完后想运动一下，如果一下子运动过度，很容易出运动事故。因此，了解自己的身体状况和运动基础，其次要在上述专业人士的指导下，或自己选择喜欢的运动方式，在充分热身的情况下，慢慢尝试着开始运动，摸索出适合自己的运动强度、运动时间和运动量，基本上就可制订出适合自己的运动处方了。运动的重要原则之一是循序渐进，就是慢慢来的意思，切不可急于求成，逞能争胜。运动

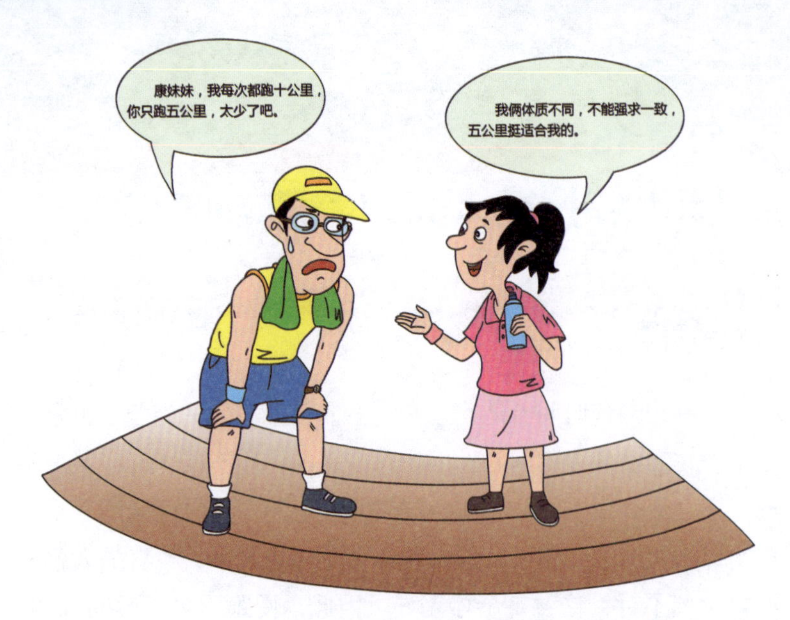

后还要进行整理，让身体慢慢凉下来，再进行必要的拉伸。人必须运动，运动必须科学，适合自己的运动才能促进健康，并确保安全。

问题 16
慢跑多长时间可以减肥？

解答

从运动能量代谢角度来看，要运动三十分钟以上，脂肪代谢才达到最大功率，就是机体主要依靠脂肪分解代谢来提供能量，脂肪分解的过程就是减肥过程。因此，要想通过慢跑减肥，运动时间最好为三十分钟到一小时。同时，要想通过慢跑减肥，还有个运动强度的问题。非常轻松的慢跑，减肥效果并不明显。运动强度达到最大耗氧量的50％～70％，减肥效果最好。从主观感觉上，

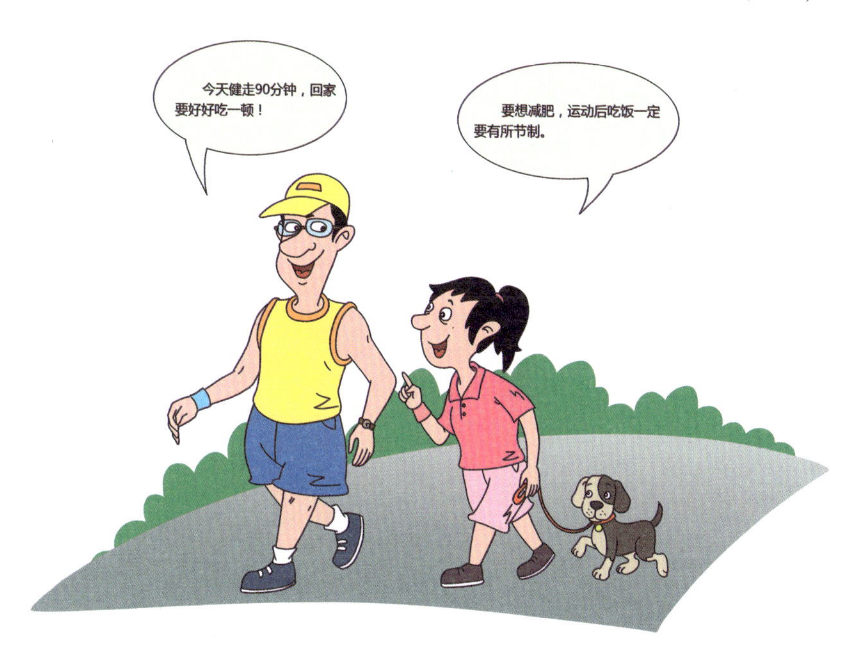

有点费力的慢跑强度，基本相当于有减肥效果的耗氧量。减肥运动者可以通过运动中自己的主观感受来调整运动强度。要减肥，不坚持是不能达到效果的。另外，要减肥，必须对饮食有所节制，因为肥胖无非是摄入大于消耗的问题。要减肥，就要反其道而行之，吃得少些动得多些。如此，才能让身体消耗多于摄入，慢慢地脂肪就少了。减肥要慢慢来，不能急于求成。体重控制是一辈子的事，要养成管好体重、经常运动、节制饮食的健康生活方式。

问题 17

每天喝运动饮料对身体有什么好处或弊端?

每天力量锻练一个半小时以上，在天气太热的时候，喝运动饮料感觉没那么累。就是不知道对身体有没有不好的影响，比如会不会形成依赖性?

解答

人们在进行体育锻炼的时候，会大量出汗，尤其是运动量大、运动时间长、天气又炎热的情况下，出汗会更多，甚至有人的面部或小腿皮肤上会布满盐粒，摸起来疙疙瘩瘩的。可见运动中显然会丢失大量水分和盐分，如果不及时补充，机体会发生脱水。脱水不仅会使运动者状态下降、耐力下降，严重者会出现血量减少，血液循环出现障碍。有的运动者会由于脱水导致热量散发障碍，从而使体内热量蓄积太多，进而出现中暑症状。因此，运动者不仅要在运动前适量喝水，在运动过程中和运动后都要适当少量多次补水，以补充体内丢失的水分。

前文说过，人们在运动的时候，不仅丢失水分，还会丢失盐分即钠离子。因此，在运动时间较长的情况下，不仅要补水，而且要补充钠离子和葡萄糖，这样才能让运动的机体有足够的能量供应和水钠补充。一般情况下，运动 45 分钟以下者，只喝水即可，不必饮用运动饮料；但如运动时间超过 45 分钟，甚至长达一个半

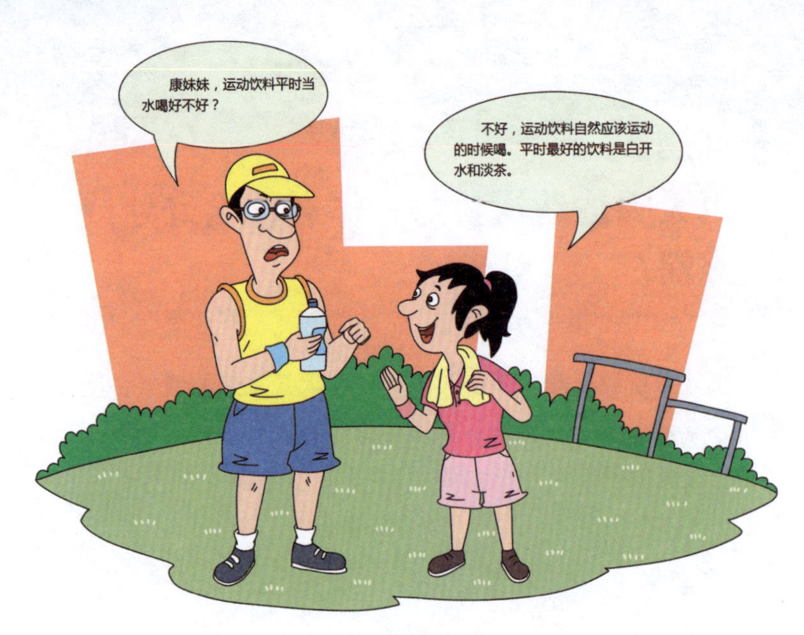

小时或两三个小时，就必须补充糖盐水或运动饮料。否则，运动状态会明显下降，或者容易发生抽筋或中暑等问题。运动中补水一般每 20 或 30 分钟补充一次，每次 150 毫升左右。

如果每天力量训练一个半小时以上，运动中适量喝些运动饮料，不致于引起什么健康问题。但从健康和安全运动的角度来看，不建议每天进行力量训练，因为身体需要休整，天天运动让身体没有时间恢复，运动时容易受伤。而且，既然叫运动饮料，主要是在运动时和运动后短时间内（半小时左右）饮用，运动停止已休息一段时间，就不必再饮用运动饮料了。运动中丢失的水分、盐分和能量通过喝普通水和进食即可补充。

问题 18

有哪些运动适合患有哮喘的人群?

医生总是叮嘱患有哮喘的人群不要进行激烈的运动，天太冷时不要出门，在夏天要来了天气也很暖和的时候，是否适合在户外慢跑？有什么需要注意的？如果不适合慢跑，有什么运动方式可以推荐？

解答

对于哮喘患者，运动确实是个令人纠结的问题。一方面，哮喘患者需要运动，因为运动能改善肺功能，增强体质、提高全身耐力，并能加强脱敏治疗的作用。运动不仅能增强患者体质，提高机体抗病能力和对气候变化的适应力，而且能增强患者战胜疾病的信心，有效预防哮喘再次发作。所以，支气管哮喘患者在缓解期参加体育锻炼大有必要。另一方面，有些哮喘患者又会因为运动而诱发哮喘，这类患者运动要十分谨慎。那么，哮喘患者到底该如何运动呢？

一、明确患者是否属于运动能诱发哮喘的类型

如果属于那种运动能够诱发哮喘的患者，也并不是就不能做任何运动，仍然可以选择以呼吸运动和放松运动为主的运动，如呼吸肌训练操、八段锦、广播体操等。做这些运动时，要更强调

呼吸肌的放松而不是呼吸肌的增强，运动强度须较小，尽量避免从事耐力运动如跑步、打球等。

即便不属于运动容易诱发哮喘的患者，如果突然进行高强度的运动，仍然可能诱发哮喘。因此，哮喘患者参加运动都要记着自己是哮喘患者，不可逞强好胜，以免诱发哮喘。

二、哮喘患者运动要注意什么

运动既可能诱发哮喘，又可以治疗哮喘，关键是选择适合自己的运动方式，同时必须注意运动过程中运动量和运动强度的控制。运动方式无特殊要求，主要是运动量不宜过于剧烈，中低强度有氧运动（如快走、慢跑、球类、登山等）较为适合。运动要循序渐进，量力而行。对于运动性哮喘患者，运动前可给予 β2 受体激动剂及色甘酸钠气雾剂预防。

康妹妹，等会再打球，我要歇一会儿。
我有哮喘，感觉有点不对劲。
为什么？
那赶紧歇会儿。

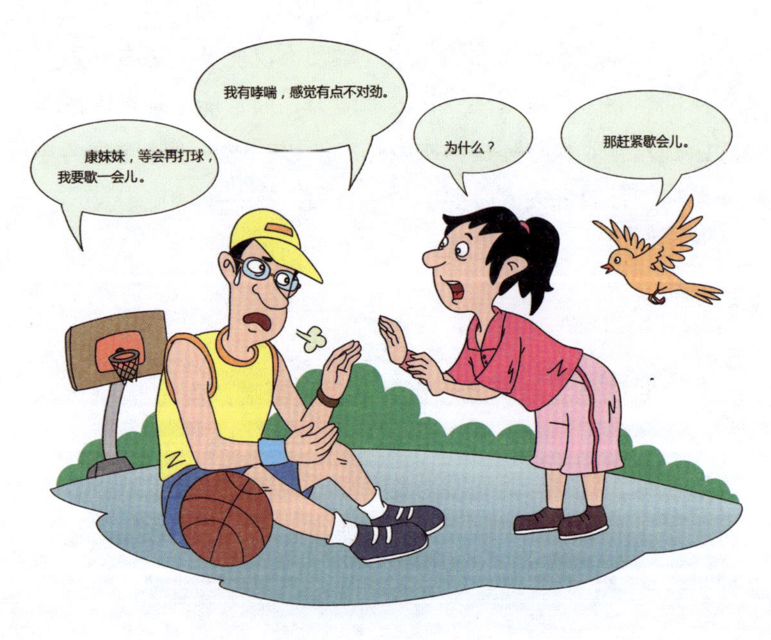

运动前要做充分的热身准备，运动过程中注意时间不要过长，强度不要过大，运动中要适当休息。结伴进行的运动，不可为了追赶同伴或配合同伴的运动减少休息时间而勉强跟随。所以，哮喘患者最好选择能配合自己随时休息的同伴进行运动，而且要事先和同伴讲清楚。这样，当你说“不好意思，我要歇一会儿”时，相信同伴都会理解并配合。运动后可以有轻度疲劳但不可过劳，第二天感觉很舒服，说明你前一天的运动量刚好。

空气污染及寒冷环境会诱发哮喘，要避免在不良环境中运动，要避开灰尘、花粉及烟雾等，以减少过敏反应的发生。如果冬天要到室外进行运动，要戴口罩或用运动头巾遮盖口鼻以暖和吸进去的空气。还要注意，不要在过冷的水中游泳。

问题 19
运动过量会给身体带来哪些伤害？

运动过量会给身体带来哪些伤害？如何判断自己是否运动过量？

解答

运动是把双刃剑。适合自己的、适量的运动对身心健康好处多多。但如果有些运动项目不适合自己却非要去尝试，或者在运动中不注意运动量的控制，盲目加大运动量，又不注意运动前的

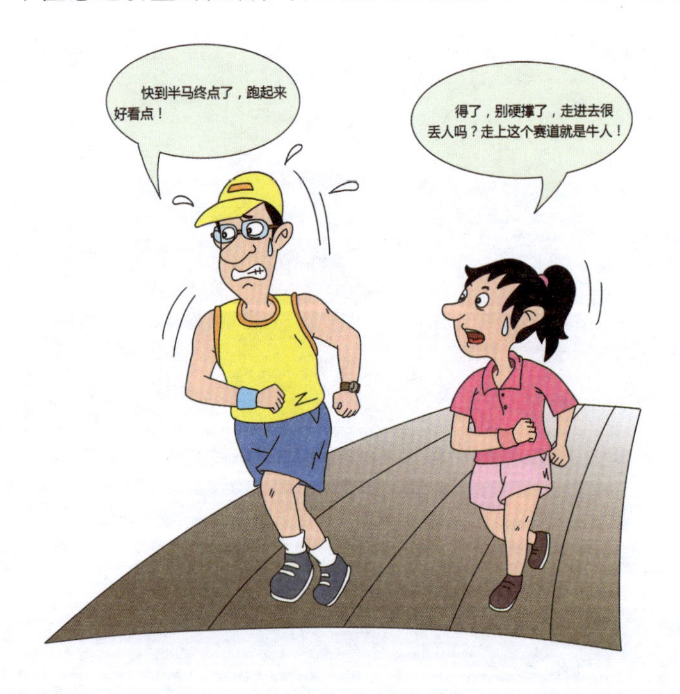

科学热身和运动后的整理，就很容易造成运动伤身，甚至有的还会丢掉性命。比如，有朋友和人打网球，由于运动时间过长，身体过于疲劳，造成跟腱断裂；同样的情况还发生在另一起打羽毛球的事件中，原因都是运动时间过长，和人拼杀得过于“勇猛”；还有的朋友在跑半程马拉松的过程中不关注身体感觉，总想在接近终点时跑得好看些，结果出了意外。

问题 20

做无氧运动时感觉头晕是什么原因?

我做无氧运动的时候，很快就会感觉头晕，夸张的时候会出虚汗。

解答

做抗阻训练时不能憋气。做抗阻训练（也就是力量训练，也叫“无氧运动”）时如果憋气，会压迫胸腔，使胸内压上升，造成静脉血回流受阻。静脉血回流得少了，心脏内的血液就少，心脏充盈不充分，心脏输出量锐减。这会造成血压大幅下降，从

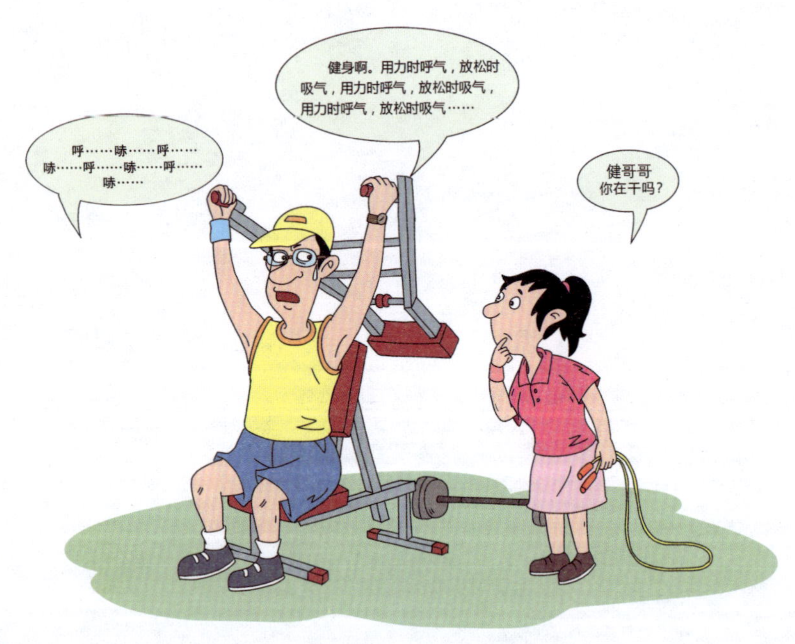

而导致心肌、脑细胞和视网膜供血不足，会产生头晕、恶心、耳鸣、眼黑等感觉。

憋气结束后，人体会出现反射性的深呼吸，这会造成前面憋气时上升的胸内压锐减。原来流不回去的静脉血大量回流入心脏，心输出量就会大增，血压也随之大增，这极易出现血管破损，危害巨大。老人和儿童更加危险。因此，在做无氧运动、力量训练时，一定不要憋气，要保持呼吸通畅平顺。

正确的抗阻训练呼吸方法是：用力时呼气，放松时吸气。大家看到打网球时，球员大喊都是在击球时，两个人扳手腕用力时也是呼气，就是这个道理。在做力量训练时，要用小负荷的训练，专门练习用力和放下时的呼吸配合，配合平稳后再把已经练熟的动作和呼吸配合用在大负荷练习上。

问题 21

大学期间有什么锻炼身体的好方法？跑步和走路哪个功效最好？

解答

大学时代是从学校到社会的过渡阶段，也是将来成为社会有用之材的重要社会化技能学习阶段。这一阶段不仅要学习好，更要把身体锻炼好。一个好的身体是适应将来各种学习、工作和生活压力的重要基础。因此，大学生利用大学期间加强身体锻炼非常重要。

由于大学生都是从中学经过紧张的高考而来，而且很多高考生备考期间并不注意锻炼身体，因此，进入大学后的身体锻炼要循序渐进地慢慢来，慢慢加量，切不可一时热情，猛跑猛练。这样很容易受伤，甚至出各种事故，这方面的惨痛案例不少。因此，大学生要开出适合自己身体基础、运动基础的个性化运动处方，再有计划地实施，形成运动习惯终生坚持。

一个综合性的运动处方要包括有氧运动、力量训练和伸展运动三大运动。仅重视有氧运动，不进行力量训练是不全面的运动。有氧运动以跑步和快走较为适合，具体要看个人的运动基础。有些同学不怎么运动，可以从快走开始，期间可尝试跑几步，跑跑走走相结合，每次运动以感觉有点累即可，不可过于疲劳；如果运动基础好，可以直接跑步，配速（每公里用几分钟）七分钟到七分半都可以，具体看自己的感觉；跑步不需要天天跑，

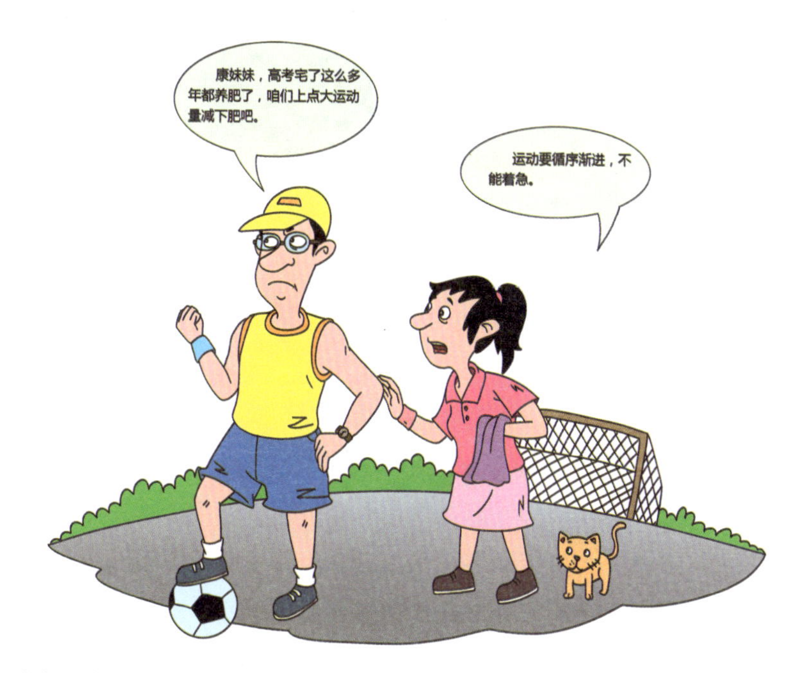

隔天跑一次即可。不跑步的那天可以练力量。学校如有单杠可以去玩玩，对锻炼腹肌、胸肌、上背部肌肉和上肢肌肉效果良好。伸展运动可做广播操、瑜伽和其他各种拉伸等。

做各种运动前必须做好热身。热身分常规热身和专项热身。如果运动前做一遍广播体操，就是常规热身，这样全身各处都拉到了。如果要跑步或进行力量训练，还要针对运动主要用的部位专项热身拉伸。只有活动好、热身好，才能防止运动损伤。

问题 22 该如何锻炼腹肌呢？

解答

腹肌锻炼并不难，方法很多。众所周知的就是仰卧起坐。先在地上活动活动身体热下身，然后躺到床上，膝关节屈曲，两手扶耳，或者两臂随身体一起起落也可以。后者难度会小一点，好做一些，看看一分钟能做多少次。这个姿势主要锻炼腹直肌和胯腰肌，这些肌肉对提升跑和跳的能力很重要。如果要练到腹外斜肌，可以在起身的同时扭转上体，注意不是起身后再扭转。如

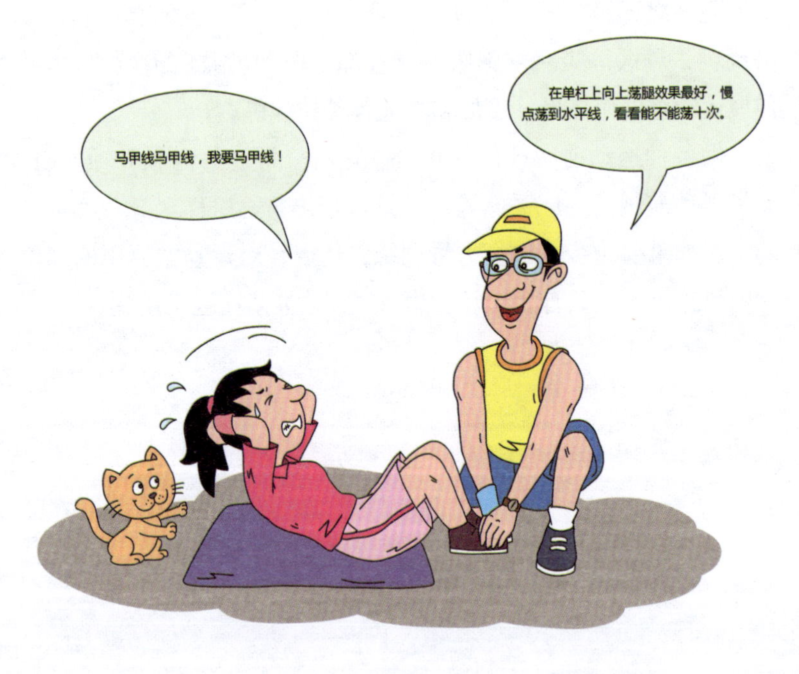

果觉得自己上体重量不够，怀抱适当重量的哑铃片或者抱本厚书，都可以增加重量和训练难度。另外，锻炼腹肌有个很有效的方法，就是在单杠上向上举腿，也叫吊挂提腿。可以屈腿上举，也可以把腿伸直（一般不会伸得很直），但这样难度更大。注意双腿下落时要慢，可以更有效地锻炼腹肌。如果能坚持训练，马甲线会很快显露（在体脂率不高的情况下）。如果体脂率高，则要边节食边进行有氧运动和力量训练来实现增肌减脂的目的。

问题 23

合理的运动加减脂餐坚持一个月会怎么样?

做有氧运动跑步偶尔高间歇，无氧运动做深蹲、哑铃、自重训练，每天坚持一小时，饮食按减脂餐配合，一个月后会怎么样？

解答

适量运动加饮食控制，是健康减肥和保持体重的重要方法。如果运动真的合理，又能适当控制食物总量和种类，坚持一个月

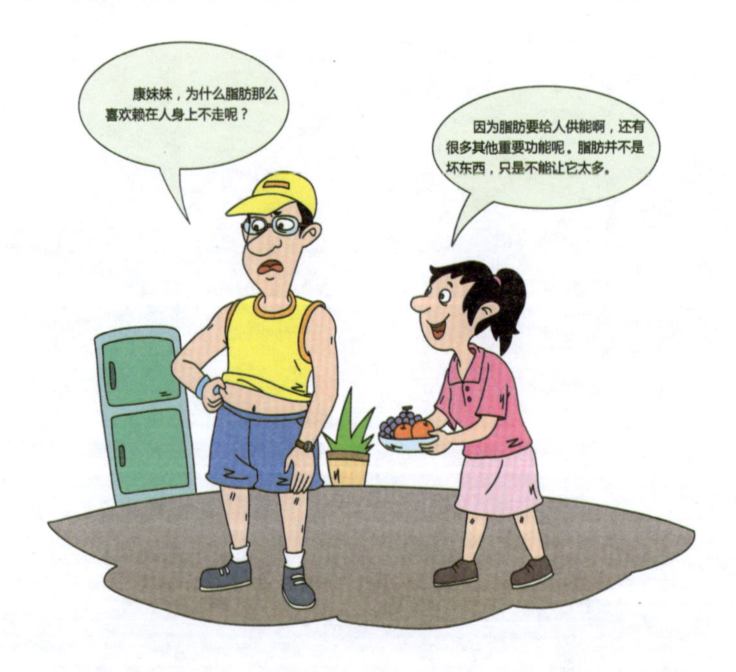

估计会有3～6公斤的体重下降，每天下降0.1～0.2公斤。当然，如果运动量再适当加大，同时饮食控制更加严格，体重会有更加明显的下降。

减肥不能急于求成，过快的减肥不容易坚持，也更容易反弹。因此，要终生树立管好体重、管好饮食和终生运动的习惯和理念。身体摄取和储存能量是生存本能，这种本能非常强大。因此，只要我们饮食稍有过量，身体就会马上把多余的能量存起来，在你需要的时候调出来用。如果吃得太多，就算有较大的运动量，仍无法消耗掉多出来的热量，从而出现运动不少但就是不瘦的现象。笔者有很多打网球的球友就是这样，整天打球但体重不减，就是因为没好好控制饮食。

问题 24

肌肉拉伤但是不严重，是继续训练还是等恢复好以后练?

训练后肩部肌肉有些疼但并不严重，可以继续按计划训练还是一直等恢复后练?

解答

肌肉拉伤后是继续训练，还是等恢复好之后再练，主要看拉伤的程度和疼痛的程度。力量训练都会伴有肌肉的酸痛，但这种

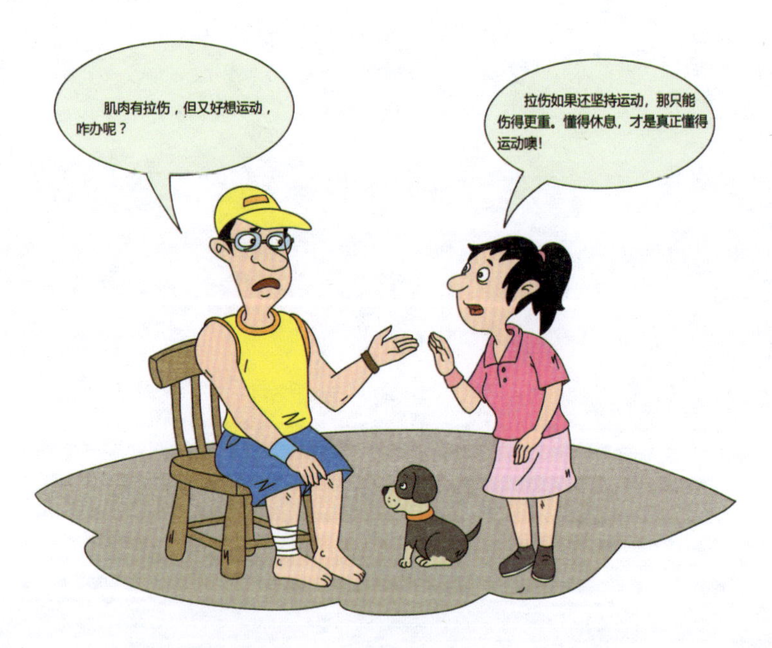

酸痛与拉伤痛性质完全不同。拉伤痛是锐利的和难以忍受的。如果拉伤严重，自然要休息治疗；如果拉伤不严重，建议减轻负荷继续练，训练中要关注拉伤部位的感受；如果不太痛可以继续，如果痛得厉害就停止，不要勉强。另外，也可以改换不会引起疼痛的其他部位进行训练，肩拉伤了可以练腹肌、练深蹲，不必什么都停下来。拉伤期间可以进行有氧运动。对于拉伤，如果是急性的，就是刚刚发生的拉伤，要立即进行冰敷，并减少活动，会有助于拉伤部位的恢复。如果拉伤已好多天，可以进行热敷，并涂止痛膏等，拉伤部位恢复会比较快。另外，要预防拉伤，这需要做好热身，并选择合适的负荷，而且负荷强度要逐步加重，不要一下就上你选定的高负荷，要从能重复 20 次左右的负荷开始，慢慢加到你选定的 RM 值。

问题 25

减肥后感觉力量小了很多，这是减脂过程肌肉也流失了的原因吗？要怎么把肌肉练回来？

解答

减肥后感觉力量小了，这是因为在减肥的过程中没有重视力量训练。如果减肥过程中采取的是饮食控制结合有氧运动和力量训练的话，肌肉不会有明显的流失。即便有少量的肌肉流失，要恢复也不难。只要加强力量训练，同时结合合理的营养策略，让肌肉再大起来不是难事。

减肥过程中为什么要加强力量训练？
抗阻力训练能加强肌肉质量和肌肉力量，有助于促进蛋白质保留，因此能减少甚至阻止减肥过程中的蛋白质流失。

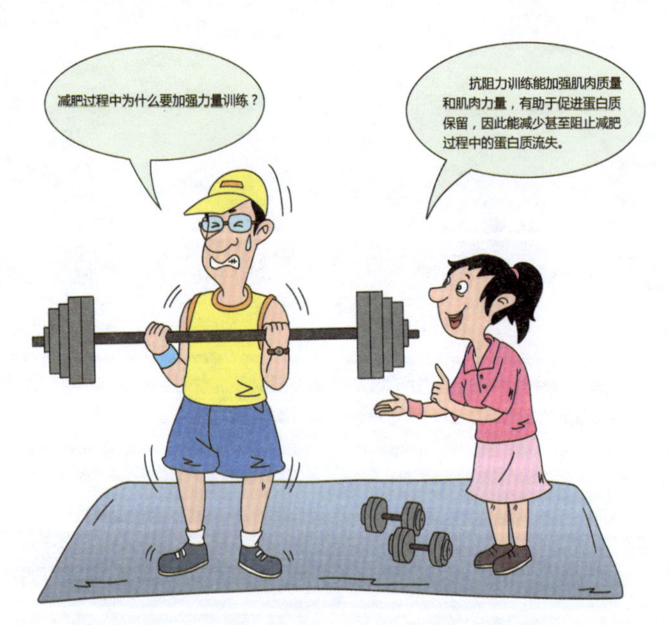

要想加强肌肉质量和肌肉力量，进行抗阻训练是唯一办法。而且，抗阻训练有助于促进蛋白质保留，因此能减少甚至阻止减肥过程中的蛋白质流失。另外，减肥过程中食物能量要相对充足，充分摄入碳水化合物能更好地保持蛋白质；抗阻训练完成后要尽快补充蛋白质（可以是富含蛋白质的饮食，也可以是乳清蛋白质），这也有助于更好地保留蛋白质，因为这时候的训练刺激和蛋白质氨基酸的增加能相互协同作用，从而更有效地让肌肉长粗长大。

问题 26
夜跑减肥应该吃晚饭吗?

解答

空腹运动，减肥效果更好。

研究表明，饭前一到两小时空腹适量进行步行、跳舞、慢跑、骑自行车等运动，更有助于减肥。原因在于，要减肥，就必须想办法让脂肪分解，为机体提供能量，脂肪分解的过程就是减肥的过程。饭前空腹进行运动，此时腹内空空，没有食物为机体提供热量，这时候进行运动，机体只好动员体内脂肪去供能，

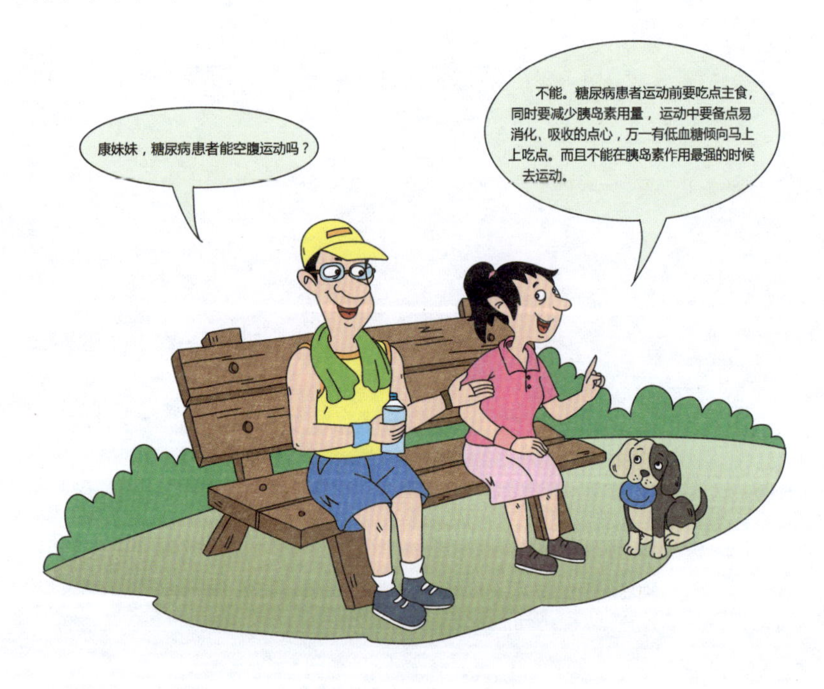

且空腹运动脂肪分解更多也更快。因此，要提高减肥效率，可以在早起后或晚上下班后，不吃饭去慢跑或快走一小时左右。但空腹运动并不等于真的什么都不吃，可以在运动前吃半个小面包或小蛋糕什么的，基本上就是一口的量。另外，可以在水中加一勺蜂蜜，这样，既不会有低血糖之虞，又提高了机体利用脂肪的效率（研究表明，吃点碳水化合物更有利于减肥）。另外，空腹运动要控制好运动量，不宜空腹进行较为剧烈和对抗性强的运动，如打球或快跑等。中等强度的慢跑或快走，自感轻松或稍费力即可。运动前应先称下体重，运动后再称一下，看看有没有变化。如果考虑体重减轻是因为运动中有水分丢失所致，可等尿量正常、无口渴感后再称。要减肥，还要注意运动后饮食控制。早上运动后早餐要吃好（但也不要吃多）。如果是晚饭前进行运动，运动后必须节制饮食，蔬菜、肉、主食都可以吃，但要控制总量，主食在一两（50 克）左右足矣。

问题 27

科学的健身方法是怎样的？如何能让身体每个部位都能得到科学的锻炼？

解答

科学的健身方法实际是指体育锻炼的基本原则。只有掌握这些基本原则，体育锻炼时才不容易受伤并能持之以恒。这些原则对于有氧运动、力量训练都同样重要。

体育锻炼基本原则如下。

一是自觉积极原则。要培养运动的兴趣和热情，并使之成为生活不可缺少的一部分。

二是从实际出发、讲求实效原则。运动项目、运动量都要按身体情况而定，量力而行，不可盲目跟风逞强，以期达到最佳运动效果并减少受伤机会。

三是持之以恒原则。体质增强是一个不断积累、逐步提高的过程，只有持之以恒才能达到身体健康的效果。

四是循序渐进原则。运动量要逐步加大，不能急于求成，适量运动也叫科学运动，是指不损害身体，与个体的身体、年龄、耐力相适应并达到一定标准的运动。

如果以运动停止后即刻心率为标准，60 岁以下的人心率要少于 180− 年龄（±10）；60 岁以上的人要少于 170− 年龄（±10）。也可以用“六点自我感觉法”来判断运动量是否合适，即身体出点汗、心脏有点跳、腿有点酸、肚子有点饿、感觉有点累、运动后

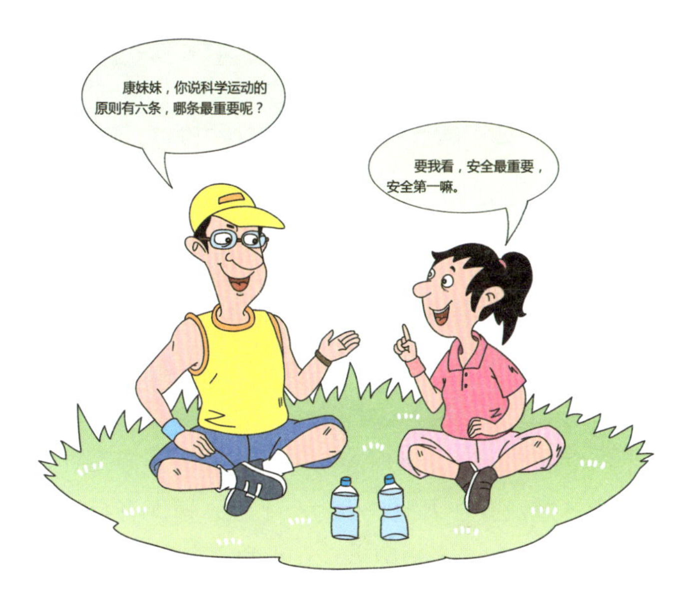

有点爽。如果在运动后感觉不适、过于疲倦或运动停止后 15 分钟心率仍未恢复到安静状态，即为运动量偏大，应及时调整。

五是全面性原则。体育锻炼项目要丰富多彩，以全身运动为主，辅以力量、耐力、柔韧性等训练，有氧运动与力量训练要相结合。

有氧运动是指以增强人体吸入、输送与利用氧气为目的的耐久性运动。在整个运动过程中，人体吸入的氧气与需要的氧气相等。其特点是强度低、有节奏、不中断、持续时间长，方便易行，容易坚持。种类包括快走、慢跑、走跑交替、登山、上下楼梯、健身舞及各种球类等。有氧运动一般要持续半小时以上，才开始出现脂肪分解的减肥效果，如果能持续一个小时，则减肥效果更好。

六是安全性原则。要重视热身准备活动和运动后整理活动，并了解运动损伤的原因和康复技巧。老年人运动要按身体条件和疾病情况适量安排，不可盲目增加运动量。

问题 28 骑车为什么要戴头盔？

解答

他骑车摔倒，多亏戴了这个！

三十多岁的小伙子，平时经常习武，身体棒棒，肌肉壮壮。可能自恃身体好，有一天他骑山地车下坡，速度有点快，当然，快才爽！可是，突然，旁边蹿出一只小狗，在他本能地避让小狗的时候，车翻了，他被重重地摔了出去，而且是头颈部着地！由

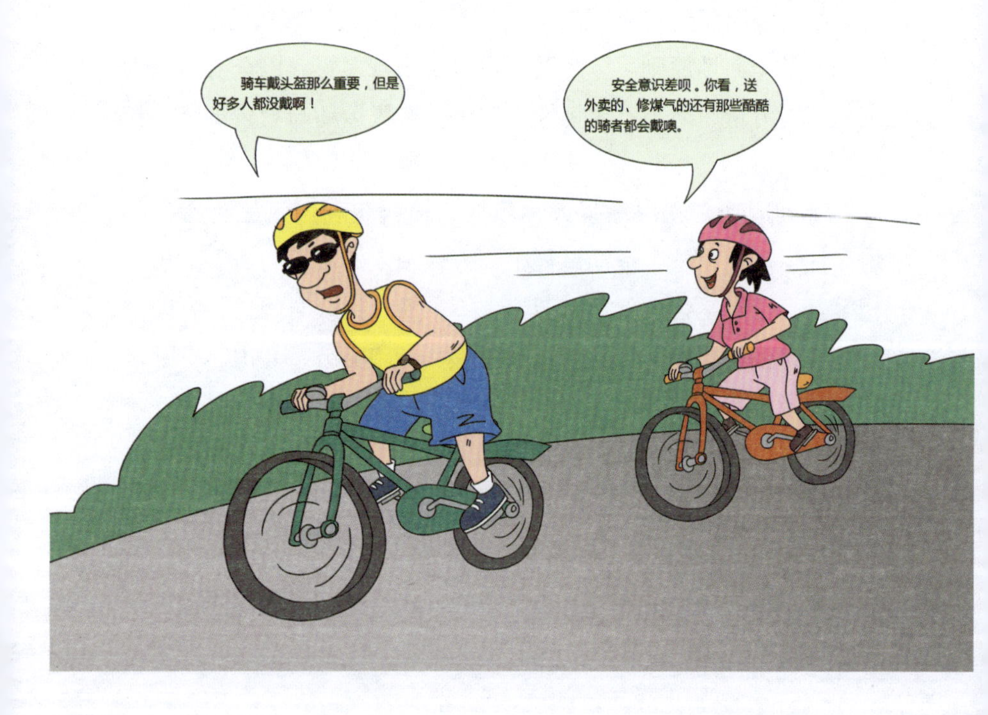

于当时他戴了头盔（事后发现头盔已经碎裂），头部得到了很好的保护，再加上有发达的背阔肌的缓冲，这哥们在地上昏了一阵后醒了过来。送到医院经仔细检查，除了背部软组织撕裂、肌肉严重挫伤外，居然并无大碍。前两天到京开会我俩见面，这兄弟又帅帅地一起来吃饭了，谈到这次意外事故，他仍心有余悸："好在戴了头盔，要不早'光荣'了。"小小头盔，真是保命利器啊！笔者住宅小区附近有条盘山公路，机动车不多，路上经常有人骑车、跑步、健走。有一次，笔者的邻居在微信朋友圈中说，他散步时遇到四五个中学生飞快地骑车，而且没戴头盔，邻居们当时还在议论，说这些孩子根本不知道什么是危险。可悲的是，话音未落，就听说其中的一个孩子出事了，受伤倒地、神志不清，而且据说，同伴连打电话求救都不会。

一、骑车为啥要戴头盔

为了安全呗。当我们骑在车上时，就处于不平衡状态，我们需要不断地调整平衡才不致让自己摔下来。老手游刃有余，但也难免像上面那哥们会遇到突发情况；新手就不用说了，可能一直处于歪歪扭扭心惊肉跳的状态中。万一我们摔了下来，应该说，一般没事，或没大事，但要看哪里着地。如果是头着地，甚至刚好是后脑勺（枕部）着地就不得了。因为这个部位是大脑的循环呼吸中枢，管心跳和呼吸的，要紧不？很要紧！摔了这里后果很严重，可能直接"光荣"，也可能……唉，不说了，总之很惨！所以，骑车必须戴头盔！有人说，骑车这么危险，就别骑了呗。这就不对了，不能因噎废食。我们要做的是提高安全意识，记得骑车要戴头盔。原国家卫生计生委发布的《中国公民健康素养——基本知识与技能》指出，开车要系安全带，骑车要戴头盔，不超速、不酒后驾车。如果发生道路交通碰撞事故，安全带可降低 40%～50%的伤害及 40%～60%的致命伤害危险。骑单车或电单车、摩托车佩戴头盔，可将头部伤害及其严重程度降低约 70%。看到了吧，国家都呼吁骑车要戴头盔，你就抓紧买头盔吧！当然，有了头盔还要会戴。

有朋友又说了，真能故弄玄虚，不就戴头盔吗？谁不会？真的不一定。你看，有人骑车戴了头盔，但不扣带子，这和不戴一样，万一摔倒，头盔比人滚得还远呢！还有的大人，给小孩戴了头盔，这不错，但是头盔太大了，挡视线不说，还转来转去。这能有用吗？还有的朋友，把墨镜一戴，酷酷的，然后戴头盔，头盔带子压在眼镜腿上。可以想象，万一摔倒，眼镜会碎，而碎了的眼镜片或折断的眼镜腿在你的眼前，会怎么样？唉，想想都吓人。那头盔该怎么戴呢？

二、怎么戴头盔

（一）买头盔前先量量自己的头围，就是用软尺沿着两侧眉毛和耳朵围一圈，要量两次，取平均值，知道头围才好选适合头围的头盔。戴上头盔后，后脑勺和头盔内壳间要有一根手指的间隙，头盔后面有个旋钮，可以根据自己头围的大小调节松紧度。

（二）把带子扣上后，扣带和下巴之间要能容纳两根手指，太紧不行，太松头盔会歪会掉。

（三）骑行前要确保头盔能覆盖前额。

（四）如果头盔已有裂纹，请果断将其扔进垃圾箱。头盔是保命的，不是遮阳帽。

（五）戴眼镜的朋友注意了，先戴头盔，再戴眼镜！眼镜腿在带子外面而不是里边！要确保万一摔倒，眼镜会摔出去，而不是碎在你的眼前！切记！

唉，说了半天，车还是要骑的，骑单车是有氧运动，能强化心肺功能、改善血管壁弹性，预防血管硬化和高血压、增强人体平衡能力和协调性，而且有助于消除焦虑，舒缓压力。据研究，经常骑车的人比不骑车的人寿命长 3 ～ 5 年，患心血管病的风险减少 50%。所以，开始骑车吧，但要注意安全！

问题 29

每天抽空运动跑步 5 公里以上是一种什么样的体验?

晚上跑步，跑步的时候一般会想什么呢?

解答

如果一个人能每天跑步 5 公里，那么这个人基本上应该算是热爱运动者了，最初开始跑步时的辛苦和疲劳已经消失，而代之以跑步过程的享受及跑后那种酸爽之感。而且，随着心肺耐力的

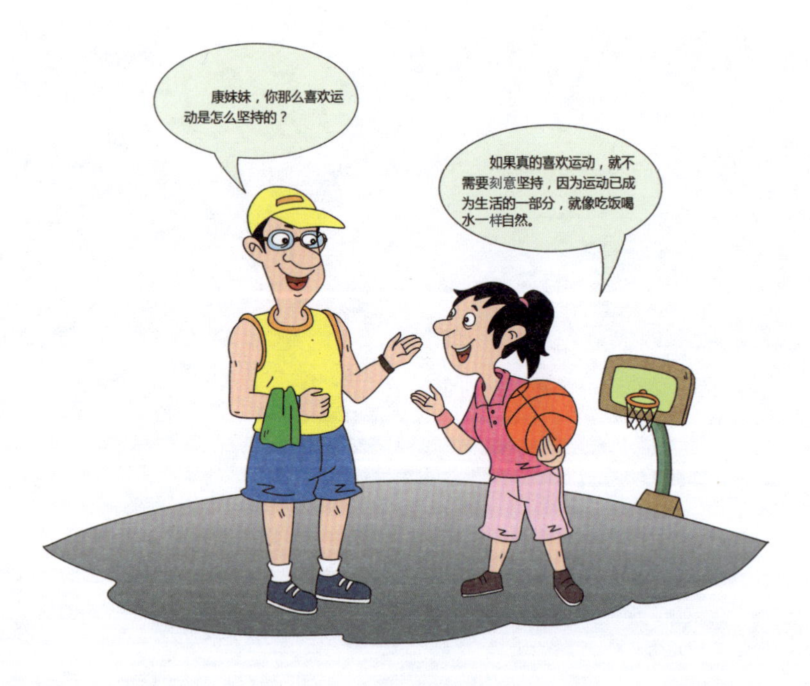

提升和体质的增强，这个人跑步的距离会延长，或者跑步速度会提升，5 公里对他（她）而言已是小菜一碟。由于每天坚持运动，5 公里的运动量并不算大（对经常跑步的人而言）。因此，这个人已经把每天跑步当作不可或缺的减压放松的方式。

晚上跑步，最重要是注意安全。如果在马路上跑，路上人多车多，要选择车少的路面跑步；如果听音乐，音量不要太大，要确保能听到身前身后的车声人声。晚上跑步，最好不要想事，全部心思放在跑步上，感受脚步的频率、步幅的大小、配速的快慢、呼吸的节奏等。跑步时不要去想工作、生活的烦心事、闹心事，运动嘛，就应全身心去享受，哪怕是脚步的沉重和费力的呼吸，都是一种健康的感觉和快乐的经历。

问题 30

你喜欢的运动是什么？现在还在坚持做吗？

解答

我从小就喜欢运动，小的时候喜欢打篮球，下课后、放学后都是泡在球场上。我们那个年代的学校，放学后学生可以在学校自由玩耍，爱玩到啥时候就玩到啥时候，不像现在的学校，一放学孩子们都要回家。有的小学中午不让学生在学校待着，要到一定时间才统一开门放学生进来。想想现在的孩子确实少了很多

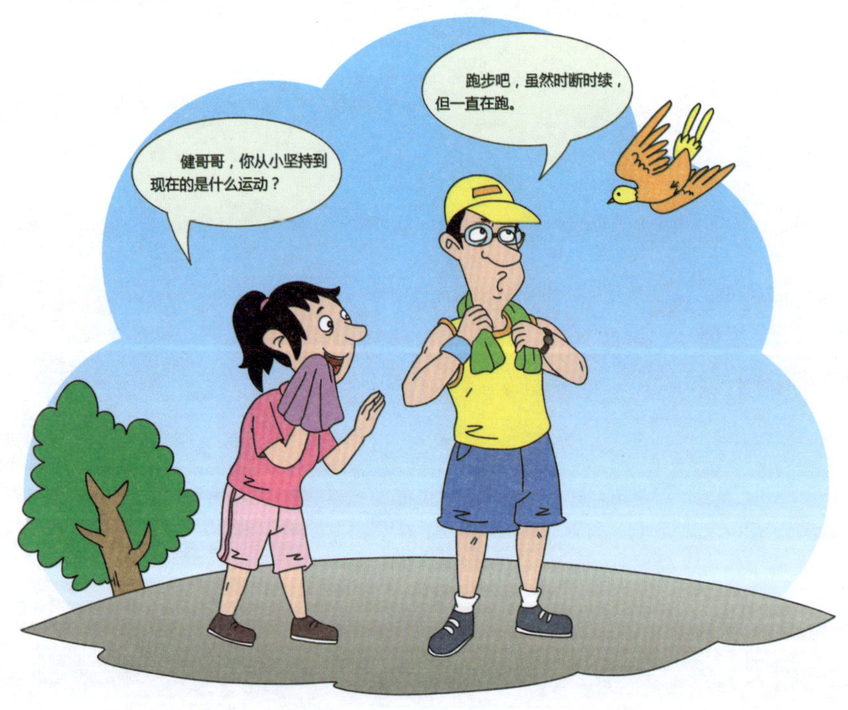

乐趣。其实那时候家务、劳动不少，挑水和泥等，虽然累，但并不觉得辛苦。同样，打球、跑步也是一头汗一身汗的，应该说累并快乐着。后来，随着渐渐长大，体育爱好也随之变化，篮球打得少了，甚至没了，但打起网球了，开始登山了，甚至网名都叫征服引力，意思是登山时每前进一步，都是在征服地心引力。引力虽无法征服，但对登山之喜爱可见一斑。现在跑步是主要爱好，间或打网球或登山，或骑车，每天还要做下力量训练。应该说，运动已成为生活的一部分，和喝水一样不可或缺，每天不是在考虑要不要运动，而是在做什么运动之间纠结。人，从小有一到两项喜爱的运动，对一个人一生的健康至关重要。年轻时运动多，老年时发生骨质疏松的概率会大减，即使发生骨质疏松，程度都会比不运动的人大大降低。所以，让我们都开始运动吧！

问题 31
跑步时想吐这是怎么回事?

解答

跑步时想吐，主要原因是对你而言运动量相对过大。由于每个人的体质和运动基础不同，对你而言相对较大的运动量，对别人可能很轻松。因此，你必须将运动量调整在你觉得轻松、舒服的范围内。

我在跑步的道路上经常见到武警战士列队跑步训练。按说战士们体力应该差不多，但我亲眼见到两个战士因体力不支趴在路边的栏杆上呕吐。实际上，战士们的体力不可能相同。列队按同样的速度跑步，肯定有人觉得很轻松，有人觉得跟不上。但跟不上的一定会努力跟，运动量对他们而言就太大了，跑久了必然心肺功能跟不上并引发消化道反应。如果跑友们参加跑团大家一起跑，也同样存在这个问题。所以，跑步前一定要清楚自己的体力和运动基础，在做好热身的前提下，按自己觉得轻松或稍累的运动强度跑步，觉得累了可以慢一些，觉得太轻松了可以跑快点。总之，跟着自己的感觉跑，而不是勉强自己一定要跑多快。勉强自己一定要跑多快，对于有运动基础的熟手跑者而言是可以的。比如跑者在开跑前给自己确定按630的配速跑十公里的目标，他（她）可以让自己以每公里的配速在630左右小幅度浮动，平均值保持在630左右。但初级跑友就不容易做到这一点，如果一定要这样坚持，就容易运动

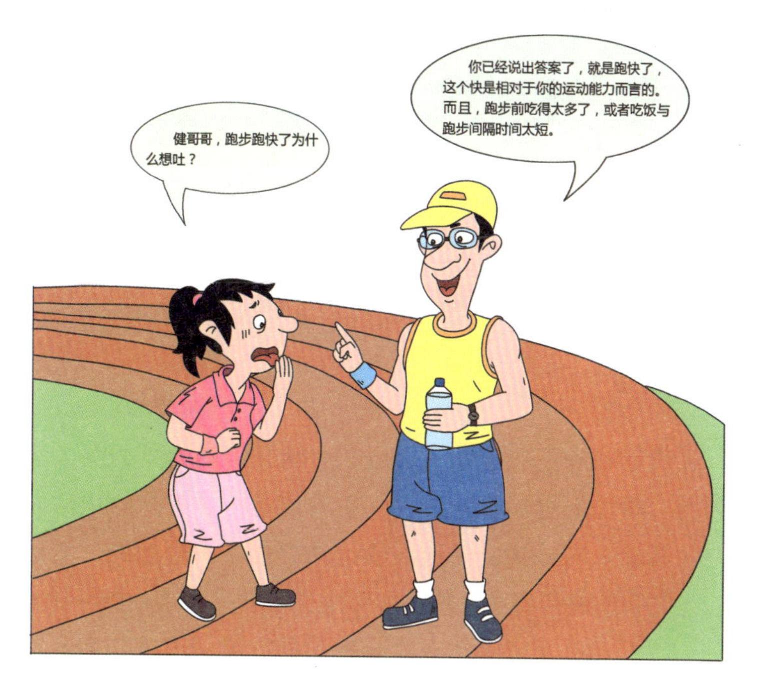

过量。跑步后觉得虽有点累，但很舒服，吃饭时食欲很好，这个运动量就合适。另外，跑步前不可吃太多。如果吃多了又要跑步，一定要在饭后一个半小时左右再跑，而且要慢慢跑。跑步说起来简单，但实际上是个技术活，要多学习实践。

问题 32

去健身房，先做无氧运动还是有氧运动？怎么合理安排？

解答

有氧运动和无氧运动，都属于个性化运动处方的两大块重要内容，再加上伸展拉伸运动，就构成了一份完整的运动处方的三大运动。应该说，任何人的运动都应是综合性的，就是有氧、无氧和伸展都要做一些，这会使身体素质和体适能得到全面充分的提升和完善。具体在执行运动处方时，建议有氧运动和无氧动动不要安排在同一天，除非两种运动方式量都不太大，比如一个人跑七八公里不太费劲，然后他又想在跑前或跑后再弄十几个 RM（最大重复次数在十几次的重量的力量训练，对他而言应不成问题）。因为如果 ·个人每周跑步三次，隔天一次；不跑步的时候做无氧力量训练，这已经是每周运动六天了，能坚持下来相当不错。如果一定要有氧运动无氧运动连着做，具体先做哪种要看健身目的。如果想减肥减脂，建议先做一个小时以上的中速有氧慢跑或快步健走。因为只有一个小时以上的中速有氧运动才能有效燃脂，做了有氧运动后再做下力量训练增肌塑形。如果要减脂，有氧运动前不可吃太多，没有控制饮食的有氧运动是不易减脂的。如果想增肌，建议先做力量训练，因为增肌需要大的负荷（一般 5 ～ 10 个 RM 的负荷才能刺激肌肉增粗变大）。几组下来，估计已没多少劲来做有氧运动了。如果想

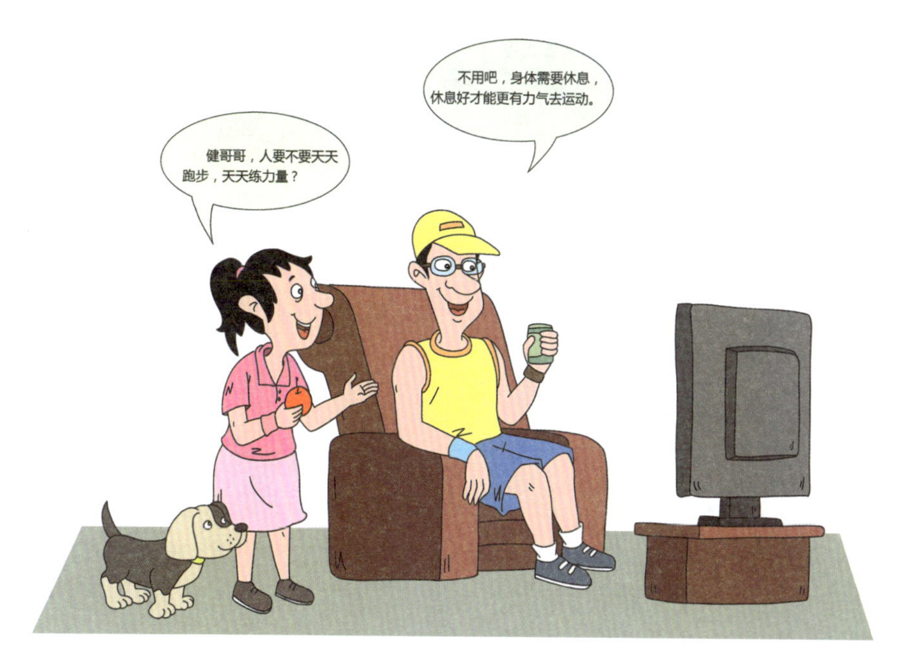

跑，可以中低速慢跑放松一下，不宜跑太久。因为长跑会发展慢肌，对增肌塑形不利，但是会增强心肺耐力和肺活量，而心肺耐力在力量训练中同样重要。最后要强调的是，做任何运动前都要做好热身，运动后做好整理和拉伸。在运动过程中尤其是力量训练，要时刻注意身体感觉，循序渐进地慢慢来，确保运动安全。

问题 33
为什么减肥和增肥都有人推荐跑步呢?

解答

减肥和增肥都需要运动，这是有道理的。

减肥需要运动，道理大家都知道。肥胖是因为吃得太多，超过了身体的能量消耗，超过身体需要的热量会优先储存在身体的内脏和躯干部位，也就是腰腹部。如果肥胖日渐严重，储存脂肪的位置会不断上移到四肢和头面部。因此，如果你看一个人手都是胖乎乎的，脸圆圆的，那就该减肥了。减肥必须节制饮食，同时加强运动，只有让身体能量消耗大于摄入，脂肪才会慢慢减少。

康妹妹，我这么瘦好想长点肥肉啊！
健哥哥，你这话要是被肥胖的人听到会不会抽你啊，瘦才好练增肌啊！

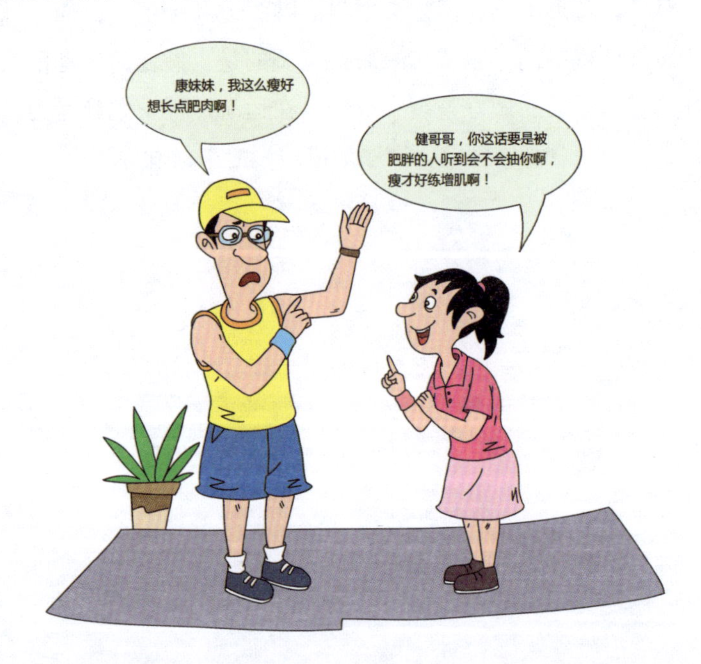

对于增肥的人，如果体质消瘦不是因为什么疾病的话（由各类疾病引起的消瘦属于继发性消瘦，这类消瘦人群要首先针对原发病进行治疗，病好了，自然就增重了），不仅要多吃点，还要进行运动。力量训练能增加肌肉体积和重量，肌肉成分增多了，体重就会上升。另外，在瘦的基础上进行力量训练，塑形更容易见效果，瘦反而成了优势。有氧运动能提高心肺耐力，增强身体活力，改善食欲，促进消化、吸收功能，从而有利于增肥。体质消瘦者有氧运动不要时间过长，一般半小时之内就可以了。

问题 34
如何跑步不伤膝？

解答

记住这七点，跑步不伤反强膝。

“跑步伤膝，登山损膝”，关于膝关节损伤和保护的话题一直是运动健身人群非常关注而且误区不少的热点话题，跑步伤膝甚至成了很多平时不怎么喜欢运动的人不运动的借口。“运动过量也不好”。当然，运动过量是不好，但运动不足危害更大，你能少宅家少看电视少打游戏多出来适量运动下吗？关于运动是伤膝还是强膝壮膝只有经常运动的人才最有发言权。全球科学健身运动金标准指出，运动可以减轻关节炎的痛感、维持受累关节周围的肌肉力量、减轻关节僵硬程度、预防功能减退、改善心理健康和生活质量。你看，连关节炎患者都要在最大限度减轻关节疼痛的前提下逐步达到能够获得更多健康益处的运动水平，关节好好的你为何还不能运动呢？当然，关节不好的人怎么运动要根据医生建议，摸索出适合自己的运动处方。

有一天和一位朋友说起周末相约骑行 20 公里一事。他说：“这次就算了，下次我们一起骑，你刚完成 120 公里累计骑行活动，现在又来骑行 20 公里，你那是铁膝（关节）！”我说：“错了，我十几年前膝关节很差，上二楼食堂吃饭都困难，得一步一步挨上去。后来呢，没治，自己好了，打网球、登山、跑步、骑车，什么都搞，马拉松也跑了不少场。现在全程马拉松跑下来，膝关节一点事没有，何因？这里面有个科学运动的问题。记住这七点，跑步不伤反强膝。

一、跑慢点。这说的是运动强度。强度就是运动的费力程度。运动越费力，强度就越大，对关节的压力就越大。因此，要想既运动又不伤关节，就要选择适当的运动强度。具体以跑步时自我感觉轻松或稍费力为适当，不要过于费力或很费力。如果跑步时能比较从容地和别人讲话或接电话而不是上气不接下气，这个运动强度比较适合，也比较安全，对关节冲击不大。运动强度不能太大，也不能太小，过于轻松的运动对健康益处不大。

二、跑短点。运动时间和运动距离都不宜过长。前面强度确定了，还要有适当的运动时间，一般要在半小时以上，一个小时左右。强度和时间两个参数加起来就是运动量，当然强度和距离加起来也反映运动量，具体要看个人在运动前确定什么目标。如果跑步前你想用轻松和稍费力的程度跑个十公里，那强度和距离就决定了运动量，当然最后多长时间跑完就看你的状态和运动

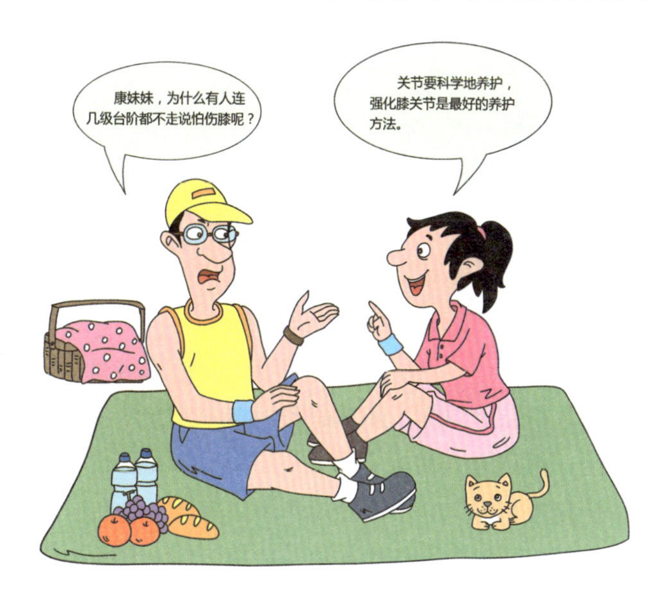

基础了。总之，运动后要觉得有点累，不要很累。如果跑完都不想吃饭了，那就运动过量了，下次要减少距离。

三、跑低点。低是指跑步时脚底与地面的距离，就是说我们的跑姿要正确，小步幅高步频。脚底离地面越近，对关节冲击越小，那种哐当哐当的大步跑注定伤关节。重要的不是跑快，而是跑久，久既指每次跑步时可以跑长点，也指我们可以跑到老，跑到八十岁。

四、跑少点。没必要天天跑步，每周跑3～5次足够。不跑的时候可以做力量训练，或做拉伸运动。

五、热身、整理认真点。要护好关节，运动前的热身要充分认真。不要跑瘾上来匆匆开跑。值得注意的是，热身时的拉伸要适度，过度拉伸可能造成损伤。跑后要做好整理运动，让身体慢慢凉下来（不是凉透）再做运动后拉伸。运动后拉伸尽可能时间长一点，拉得更充分一些，但都以不痛为原则。

六、瘦一点。膝关节承担着全身的重量，体重越大它受的压力越大，肥胖的人即使不运动，膝关节的压力也不小。所以，要护关节，必须减肥。让膝关节背着十几二十斤肥肉跑步，不累坏才怪呢。减肥必须三餐控制饮食，每一餐都不可吃多了，吃到有点饱感即止。晚餐吃半饱也可。

七、呵护多一点。要想让膝关节运动时不捣乱，不运动时要做膝关节保养。车要保养，身体各部分也要保养。身体的保养靠运动（健康当然要靠包括运动在内的健康素养），运动要在平时护好关节。选双能缓冲震动和增加稳定性的合适跑鞋、平时专门针对膝关节做些强化训练，如靠墙蹲（具体方法可在网上找，注意不要勉强，做到有点费力即可）。实际上在做各种运动时，都不要去做骤起骤停、高冲击性的动作。只有在平时和运动时都树立护好关节意识，并掌握科学运动、适量运动的方法，关节损伤才会渐行渐远。

最后，我想用美国运动医学学会（ACSM）关于关节炎患者运动处方的一句话结束本题，“要告知关节炎患者，在运动中和运动后即刻出现的一些不适是可以预料的，并且这些不适不能说明运动加重了关节的损伤。不过，如果运动后关节持续疼痛达两个小时，或者比运动前加重，则要在以后的练习中减少每次持续运动的时间或运动强度。要鼓励关节炎患者在疼痛较轻时去运动……”

关节炎患者都要运动，关节好好的你还在找借口吗？

问题 35

献完血什么时候可以做跑步这种有氧运动，什么时候可以进行器械训练？

解答

献血属于失血。虽然量不多，但也会出现一定程度的贫血症状。如果献血 400 毫升，献血人会有疲劳的感觉，其他症状要看个人的敏感性。有的人献血后没有什么症状，但活动后会出现心悸（就是心慌）、气短、头昏等症状。因此，献血后三五天内不

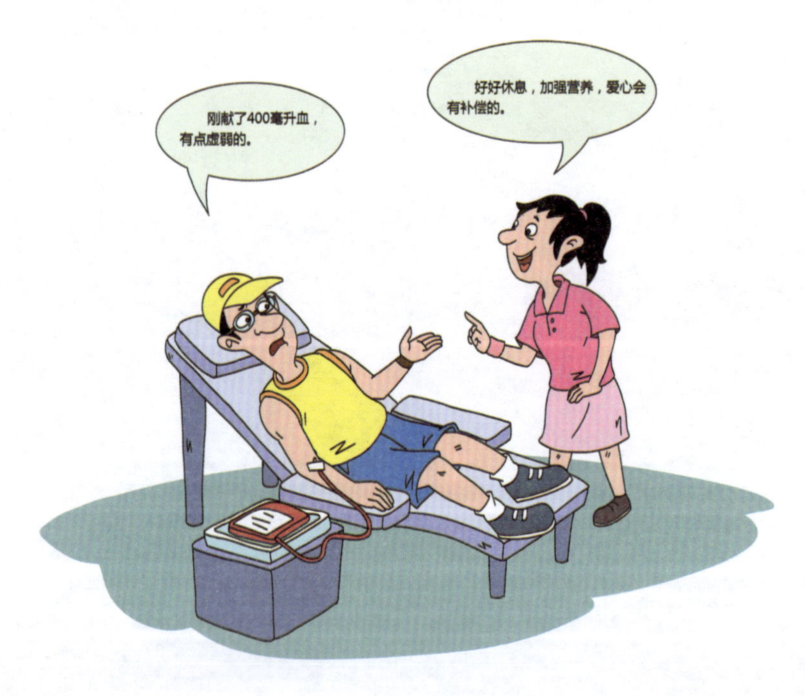

要做剧烈运动，轻微的有氧运动要看自己的感觉。如果觉得很不错，原地跑个两三百步，觉得很正常，就可以试着出去慢跑或走走路。走的时候不要快，慢慢感觉下。如果不错再适当加快；如果达到平时的速度或距离，没什么疲劳、气短之感，就基本上可以正常运动了。至于器械训练也一样，看自己的感觉。血液保持一定的量，才能保持正常血压和各器官血液供应，失掉一些，机体会慢慢通过造血功能补回来。这段时间要加强营养，适当补充造血原料，如蛋白质、维生素 B_{12}、维生素 C、叶酸、猪肝等含铁丰富的食物。

问题 36

在健身房做力量训练时总是无法集中注意力应该怎么办？

为减肥，在健身房做力量训练，但训练时总是集中不了精力，主要是因为工作上的压力，应该怎么办呢？

解答

在健身房做力量训练不能集中精力，是件容易受伤甚至危险的事。做健身，但还放不下各种各样的压力，会让自己持续处于

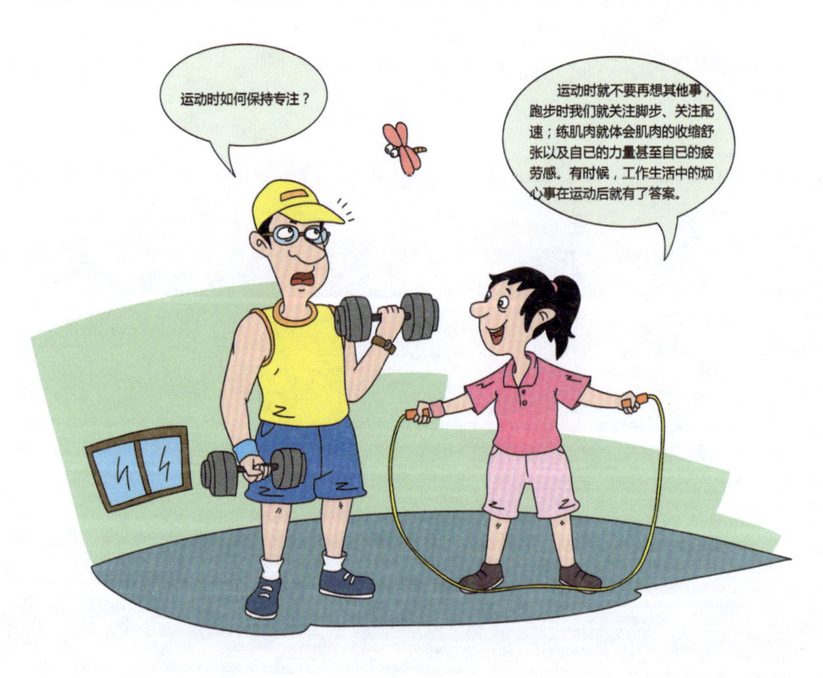

紧张状态。精神紧张，肌肉就紧张，无法放松，紧张的肌肉很容易拉伤。更可怕的是，如果在上举的过程中受伤，负荷又比较重，那就相当危险了。所以，要学会公私分开，事业和生活分开。这并不是说离开办公室就不想工作的事，恰恰相反，很多工作上的事正是在下班后心情放松、思路清晰后才有好办法应对。但是，既然我们已走向健身房，或者穿上跑鞋准备开跑，那所有烦恼就要忘之脑后。要知道，谁没有烦恼呢？看着没烦恼，那是装的。所以，拿起哑铃，就只去体会肌肉的收缩和舒张，只想动作是否规范，只细心体会是否几组下来肌肉真的增大了，这不挺好吗？另外，有些压力，是自己对自己要求太高，太高的目标会令人生畏，压力倍增。适当降低下要求，有时就会豁然开朗。如果压力来自上面，我们无法推掉，那也等练完几组力量训练再说嘛！

问题 37

运动健身后已经流了很多汗，为什么还要保持低盐饮食？

解答

低盐饮食概念的提出，是基于国民高血压发病率的快速上升及高血压的严重危害。低盐饮食作为控制高血压发病的重要手段，是正确的。一般人群平时要养成低盐饮食的观念和习惯，并在生活中注意减少各类含盐食物的摄入，把血压控制在理想水平。这对于没有高血压的人群和患有高血压的人群都很重要。

康妹妹，盐是坏东西吗？
不是，盐是重要营养素，人不吃盐不行。但盐吃多了有可能得高血压。所以，平时要饮食清淡，但重体力劳动人群、运动要量大的人群适当补盐。
盐

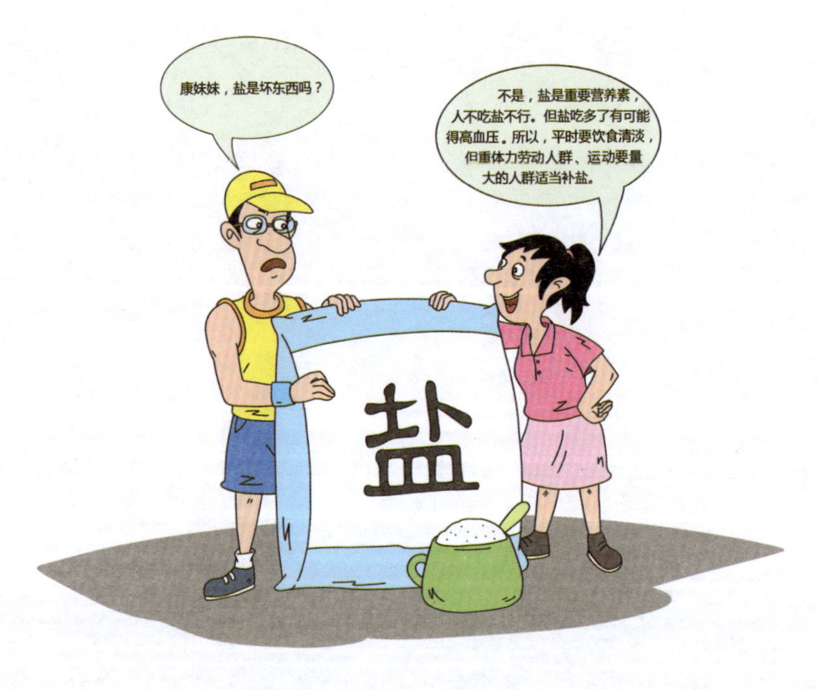

但前面讲的是一般人群，对于特殊人群在特定的时段饮食不仅不能过于清淡，而且要增加盐的摄入。否则，极易出现健康问题甚至有生命危险。比如重体力劳动人群、运动量大的人群，尤其是炎热的夏季，户外工作或活动时间过长，饮水中必须加入盐和糖，以补充流汗丢失的盐分和水分，同时为机体提供必要的热量。如果只补水不补盐，会造成血液过分稀释，出现低渗性脱水，则后果会相当严重。因此，流汗多的群体在运动前或工作前，就要开始补充糖、盐水，并在运动中、工作中及运动后、工作后及时适量补充糖、盐水。糖、盐水可以自己配制，也可以到药店买口服补液盐，按说明配制。补水要少量多次，切忌暴饮。

重体力劳动人群和运动量大的人群在非工作或运动期间，在体内丢失的盐分、水分已补足的情况下，则应恢复低盐饮食。补足的标志是尿量已正常，尿色已清亮略黄，已无口渴感，则说明丢失的水分和盐分已补足。

问题 38

怎样正确卷腹才能锻炼腹肌呢?

解答

要锻炼腹肌，先要了解腹肌的解剖层次。腹肌是分为好几层的，最表面那层是众所周知的腹直肌。我们看到人家练得帅帅的几块凸凹不平的腹肌，边上有明显的马甲线的那就是腹直肌。腹直肌最容易练到，最容易出效果。吊单杠上向上举腿非常有效。腹直肌再往下是腹外斜肌和腹内斜肌，既然有个斜字，说明它们是斜行走向。我们做仰卧起坐或在单杠上向正前方举腿基本上对斜肌练的不多。因此，在做卷腹时需要加入扭动躯干的动作，在

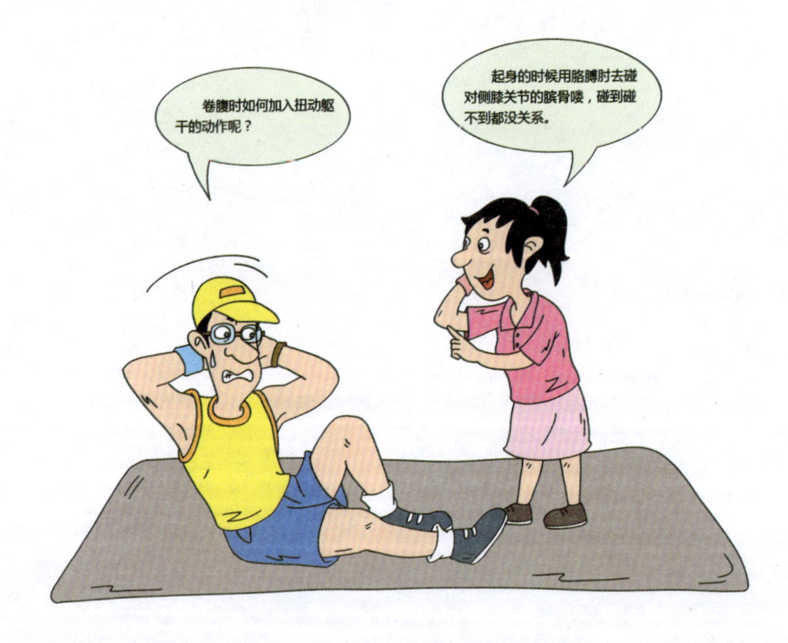

单杠上也可向左前方和右前方交替举腿。腹斜肌再往里是腹横肌，这块肌肉对维持腹部形态、避免腹部过于向外突出很重要，并能防止腹腔内脏下垂。因此，要有目的地锻炼腹横肌。腹横肌的锻炼需要在做仰卧起坐起身时或在单杠上举腿向上时用力呼气同时缩紧腹部。在平时锻炼时，要经常有意识地进行更深、更强的呼气，这样可加强对腹横肌的锻炼。

问题 39
得了高血压的人该如何运动？

解答

高血压是种很常见也容易被忽视的慢性疾病，如果血压控制得不好，会出现很多并发症。但如果能采取综合措施控制好血压，还是可以大大地降低各种并发症与心脑血管疾病的发生率和死亡率，并大大地提升生活质量。

高血压治疗首要原则就是改善生活行为，而且适用于所有高血压患者，包括用降压药的患者。所谓的改善生活行为，包括：减轻体重，把体重指数控制在 24 以内；清淡饮食，每人每天摄入 6 克盐。如果不知道 6 克盐是多少，就在做菜时盐少放一半或三分之一。如果菜已经做咸了，青菜就用开水涮一下，不好涮的就少吃。每天多吃青菜多喝牛奶，补钾和补钙有助于降血压；少吃含脂肪较多的食物；戒烟限酒，绝不过量饮酒；增加运动，中低强度的有氧运动有助于降低血压，慢跑或快走均可，时间以接近一小时为宜，太短起不到减肥、降压作用，太长过于疲劳也不好。高血压患者也可从事较轻负荷的力量训练，重量以能重复 15 ～ 20 次的为宜，训练时保持正常呼吸，不可憋气。

高血压药物要在医生指导下有规律地使用，不可随意停药或换药。血压控制平稳 1 ～ 2 年后，方可在医生指导下逐渐减少药量或换药。医患之间要经常保持良好的沟通，要让患者和家属参与治疗方案的制订，并鼓励患者在家中自测血压。很多高血压患者

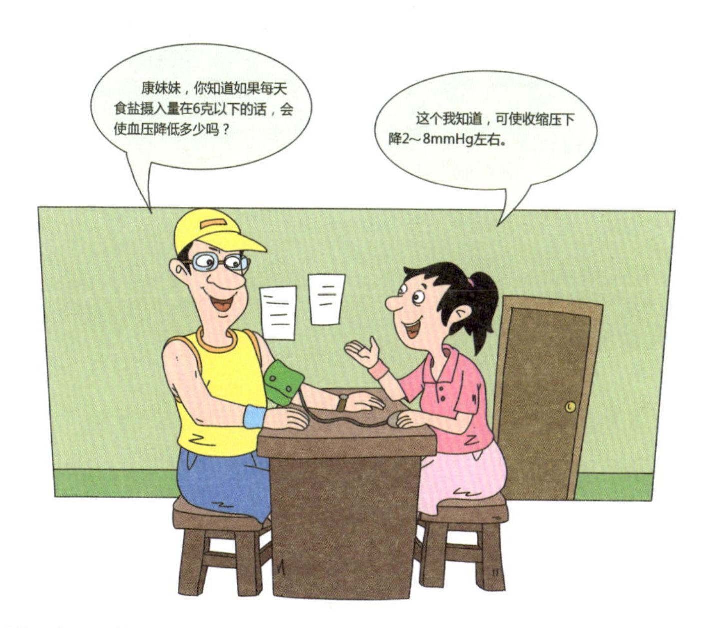

控制不好，就是因为没有坚持有规律地服药，或者在饮食和运动上没有注意，或者在心理上没有做到心态平和。高血压的发生原因是综合性的，在控制上也必须综合防控才能有效。

问题 40
自己一个人坚持健身有多难？

解答

一个人进行健身运动难不难，有多难，这取决于这个人正进行的健身运动行为处于什么阶段。是打算进行健身运动但还未真正行动？还是已经有所行动，已经开始健身？还是已经坚持了一段时间？抑或是已经养成了健身运动的习惯，健身运动已成为生活方式的一部分？这里所讲的行为改变的不同阶段就是健康教育理论中的行为改变阶段模式。处于不同阶段的人，对于健身运动

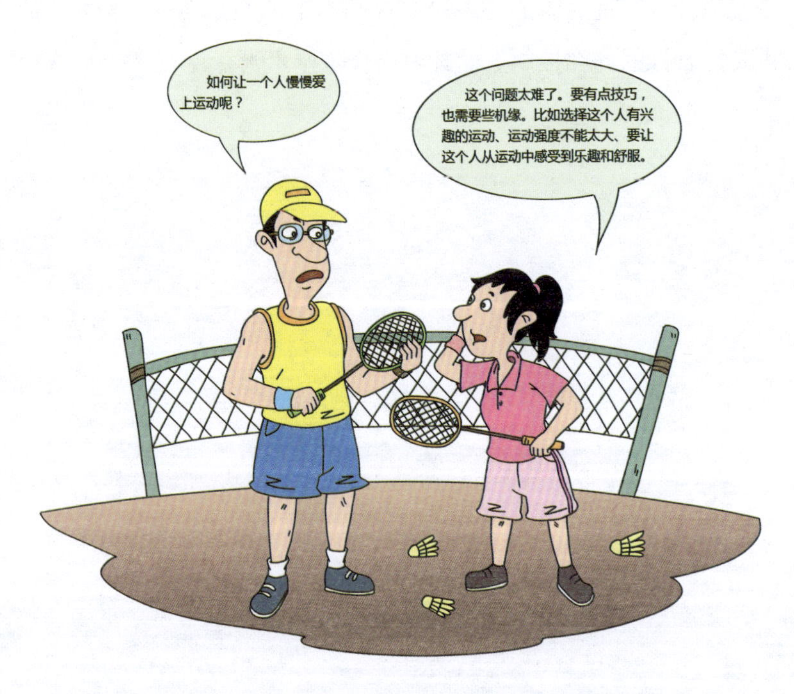

难度的体会完全不同。如果一个人因为肥胖、疾病等原因刚刚开始健身运动，由于在运动的最初阶段心肺耐力及肌力都不够强，如果再缺乏科学运动的指导，盲目上较大的运动量，企图尽快出现健身效果，这些人在进行健身运动时一定会觉得很累很辛苦，认为健身运动绝无乐趣可言。甚至觉得健身运动就是遭罪，太难受太难了，他们很难把健身运动坚持下来。但是对于前面讲到的已经养成了健身运动习惯的人，健身运动不仅不觉得辛苦，甚至是极大的乐趣和享受。这些人跑步时乐在其中，“撸铁”时感受的是自己的力量。对于他们来讲，健身运动根本不难，像吃饭一样是生活的一部分，是每天必做的功课。因此，一个人坚持健身，对有些人来讲很难，对另一些人来讲，根本不难，关键是要有科学运动的知识和技能。这里面最重要的健身运动原则是量力而行和循序渐进，就是要按照自己的能力和运动基础，慢慢来，慢慢增加负荷和运动量。如此，我们才能既感受到自己进步，又不会过于辛苦。由于每个人的运动基础和身体素质不同，运动处方不会完全相同。因此，即便两个人或几个人相约一起去健身、去走路、去跑步，大家的感受也不相同，有的觉得吃力，有的觉得太轻松。自己的健身运动处方要自己摸索、自己进行调整，别人无法感知你的身体感觉。所以，如果你想运动、想健身，那就给自己制订一个合适的循序渐进的运动处方，慢慢来，每天进步一点点，你就会发现，一个人健身，真的不太难。

问题 41
中老年人能否进行力量锻炼?

解答

中老年人无论男女，不仅能而且也必须进行力量锻炼。同时，还要坚持进行力所能及的适量有氧运动。中老年人进行力量训练，不仅能帮助中老年人减少摔跤和骨折的危险，同时更有助于提高老年人的日常生活自理自助能力。这既可以让老年人享受生活乐趣，同时也减轻儿女的负担，又可省去不少医药费，可谓一练多得。同时，运动和力量训练还能提高老年人的耐力，增

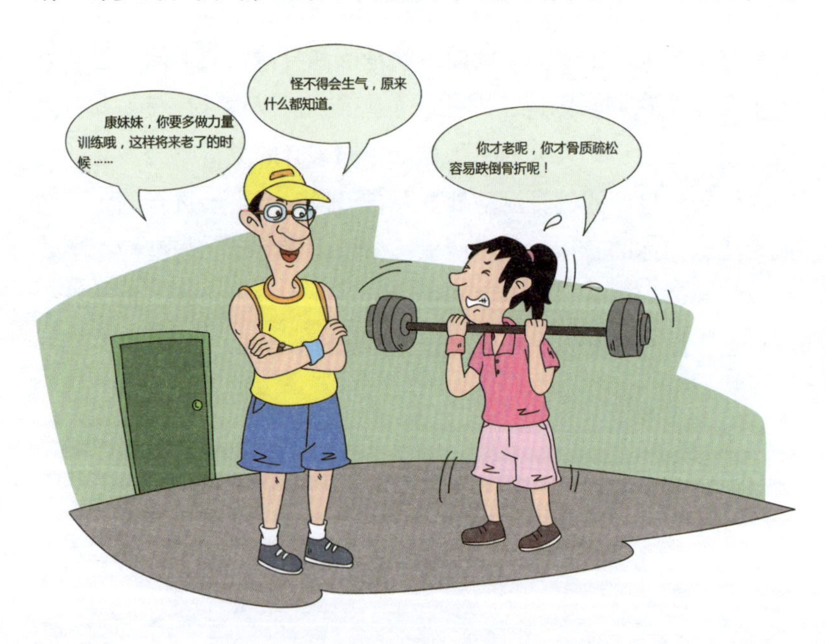

强骨质密度，增加身体的灵活性和敏捷性，大大有利于意外伤害的预防。曾有一位五十多岁的男性公务员，走路时别人在后面叫他名字，他一回头、扭身，右小腿骨折！这显然是平时很缺乏运动，身体的灵活性极差，骨质已很不结实，骤然回头突然用力，导致骨折发生！那些五六十岁仍然在球场上奋战，或跑步，或健身的中老年人，是不会在这种“最是那一扭头的温柔”的情况下出现骨折的。因此，中老年人不仅能而且必须进行力量训练。

中老年人进行力量训练必须掌握一些基本原则，不能操之过急，要量力而行，循序渐进，慢慢地、试探性地增加力量负荷，随着身体力量的增加再慢慢增加。运动健身前必须做热身运动，把身体活动开，这样身体不容易受伤。做力量训练时要呼吸自然，不可憋气，用力时呼气，放松时吸气。有高血压、心脏病者更要注意，不可做过于用力、吃力的运动和健身，以免加重病情，引发意外。

问题 42

如何增加引体向上的个数?

目前只是菜鸟水平，急需专业人士指导！

解答

引体向上是个非常优秀的健身项目，可以练到肩、背、胸、腹、臂等多块肌肉。但是引体向上对肩背力量要求较高，很多人因为一个都做不了，对该项目有点望而却步。其实，只要用些小技巧，坚持每天上去练一两次，很快可以实现零的突破，慢慢地拉七八个并不困难。

健哥哥，最适合打造男性倒三角形上半身的锻炼项目是什么？
引体向上。

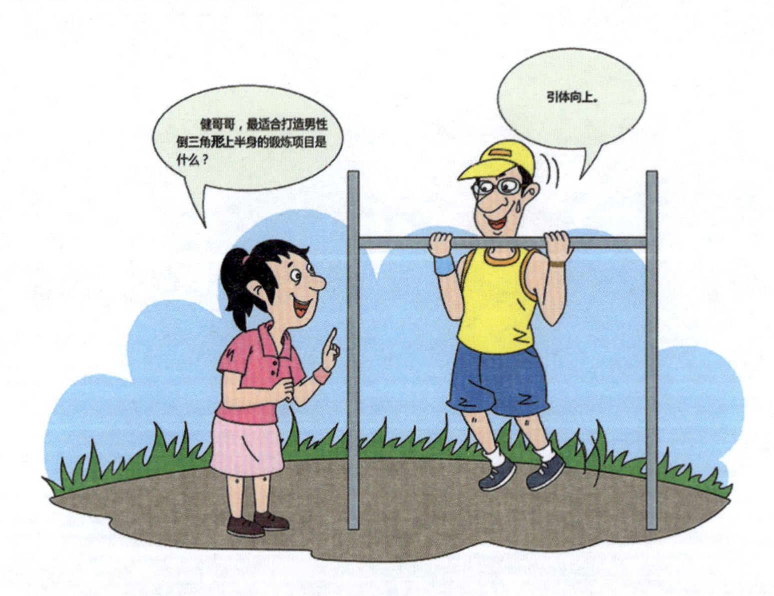

技巧其实很简单，就是借力。在力量不够的情况下，如果不借助外力，任何人都无法把下巴提升到过杠水平。我们需要把脚蹬在什么东西上借一下力。有些健身用的带子可以套在单杠上，脚踩在带子上，这样就等于减轻了自己的体重，也就是相对增加了上臂力量，虽然不太好看，但很快我们就可以脱离这东西自由上下了。如果单杠前面是堵墙，可以蹬墙向上拉，也能起到借力作用。实在没有可借之处，也可以在脚下放些砖头，让自己不用跳，伸手可以够到单杠，然后屈腿练习，拉不动就踩在砖头上。总之，想办法借力，如果比较勤奋练习的话，一两个月可以脱离借力做 3 ～ 4 个。

对于初练者，建议反握单杠，双手与肩同宽，拉上去后稍停 1 ～ 2 秒，再慢慢放下。不可突然放松或在单杠上乱扭动，以免拉伤身体。

问题 43

慢跑步幅多少是正常的？该注意什么？

解答

经常跑步者一般都知道跑步有几个参数，比如配速、速度、步幅、步频、距离、时间等。这些参数有助于跑步者结合自己的训练目标来确定自己的运动强度和运动量。

步幅是跑步时每一步跨出的距离，一般指从一只脚的中心到另一只脚的中心，包括了蹬伸起跑、腾空跨越和落地的过程完成后跨出的距离。跑步时步幅越大，跑得越快，但因为腾起的高度越高，落地时对关节的冲击力也越大，对关节的损伤也越大。所以，跑步者要结合自己的身体基础、运动基础来确定自己跑步的步幅，既不能过大，也不能过小。过大容易受伤，过小跑得很难受，比如一个跑步者陪小孩子跑步，对于小孩子而言很舒服的步幅，对大人而言一定是太慢的步幅和节奏（除非大人不怎么运动）。这也是笔者认为跑团里的跑友不可能都跑得很爽的原因。大家列队跑步，速度一样，步幅差不多，有的跟不上，有的嫌太慢。

为了减少或防止关节损伤，跑步要用小步幅高步频，就是小步紧倒腾。这种跑姿不一定好看，但是安全，而且速度不一定慢。在步幅不变的情况下，加大步频，就可以跑得很快而不增加对关节的冲击。每个人在跑步时都要自己摸索出觉得舒服的步幅和步频，这是别人无法替代自己决定的参数。而且，在一次跑

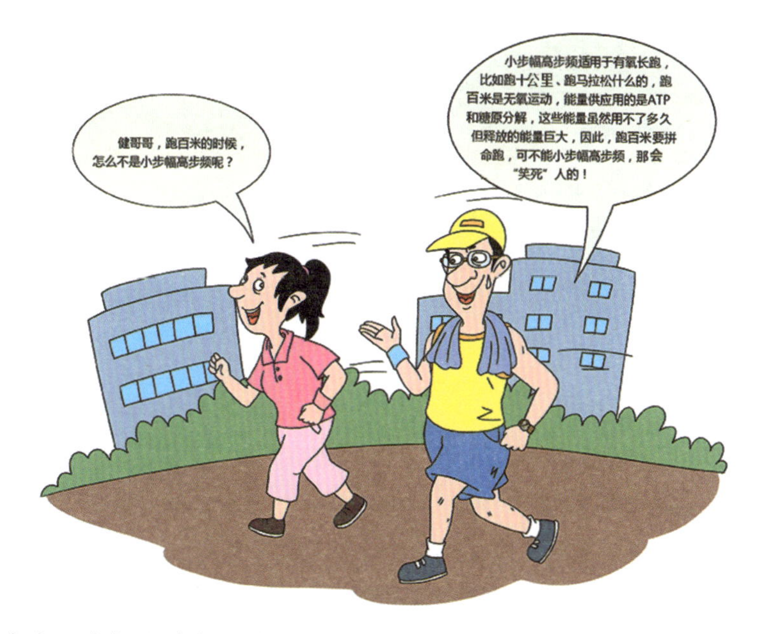

步中，步幅和步频不会一成不变。一般跑步启动时会慢慢开始，步幅要小，步频要慢；状态上来后再慢慢加大到自己适合的步幅和步频；在跑步即将结束时再慢下来。一般运动 APP 都有跑步参数。跑步后要看一下自己的参数，再结合跑步中的感觉，下次跑前有意识地控制自己的步幅、步频和配速来完成自己的训练目标。

问题 44

跑步时可以用嘴呼吸吗？需要注意什么？

解答

除了短跑，比如运动会跑百米之类的，会用口鼻同时呼吸外，一般跑步不用嘴吸气，而用鼻子吸气呼气，或者鼻子吸气嘴呼气。跑步是个有氧运动，同时又是个耗氧运动，人体在跑步时需要的氧量和摄入的氧量达到平衡时，人体感觉最舒服。这时候的运动强度也最合适，人感觉很舒服又不累。用鼻子吸气和呼

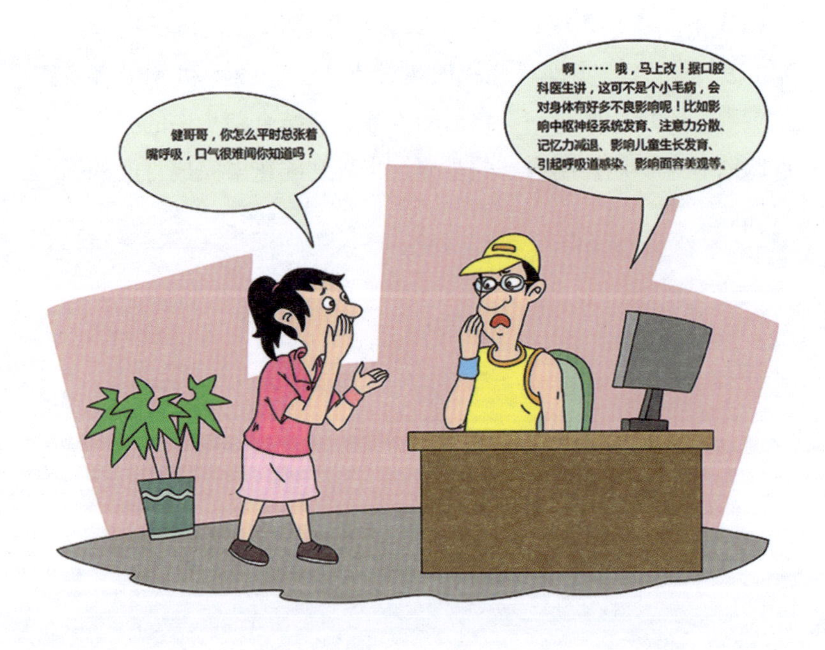

气完全能满足身体的氧供应，不需要张口呼吸。因此，跑步时要养成用鼻子呼吸的习惯，一般两步一吸两步一呼，如果觉得这个频率气不够用，必须张口呼吸，说明运动强度过大，跑得过快，要减速到能闭口用鼻呼吸（如果在进行间歇跑训练就不在此列）。否则，你跑不了多久就会跑不动。

前面讲的两步一吸两步一呼用鼻呼吸的运动强度是个比较舒服的强度。为了提高心肺耐力和运动能力，有时要加大跑步速度，这样才会对身体有更好的锻炼。加快了的跑步速度使身体需要更多的氧，同时有更多的二氧化碳需要排出。因此，这时候用鼻子吸气会更深，吸气时间会更长，吸入的氧量更多，而仅用鼻子呼气会来不及呼出产生的废气。这时候，跑步者会张口吐气，也就是变成了用鼻子深吸气，用鼻和口吐气。这时候心率会更快，呼吸频率也会加快。在马拉松比赛中，大家看到的跑步者嘴巴一张一闭张口吐气的就是这个阶段。由于每个人的体力和运动能力不同，处于这个阶段不等于大家配速一样，有的可能很快，有的可能很慢。

初学跑步者要用心体会脚步与呼吸的配合，并摸索出适合自己的配速、呼吸方式及运动强度。跑步要循序渐进慢慢来，每个人的基础不同，配速也不同。因此，不主张初学跑步者加入跑团一起跑，那样会很累，容易对跑步失去兴趣。

问题 45

如何解决跑步坚持不下去的问题？

解答

跑步坚持不下去，有这些方面的原因：一是跑步还没有成为习惯，更加没有真正爱上跑步，只是出于减肥、减压等原因被动地去跑步。通过跑步，心情得到了改善，紧张得到了疏解。但如果没有了这方面的压力，不会主动去跑步，这从心理和行为学上来说仍处于被动阶段，至多处于同化阶段。二是运动量过大或运动强度过大。强度太大，人在运动中会觉得很费劲，气喘吁吁

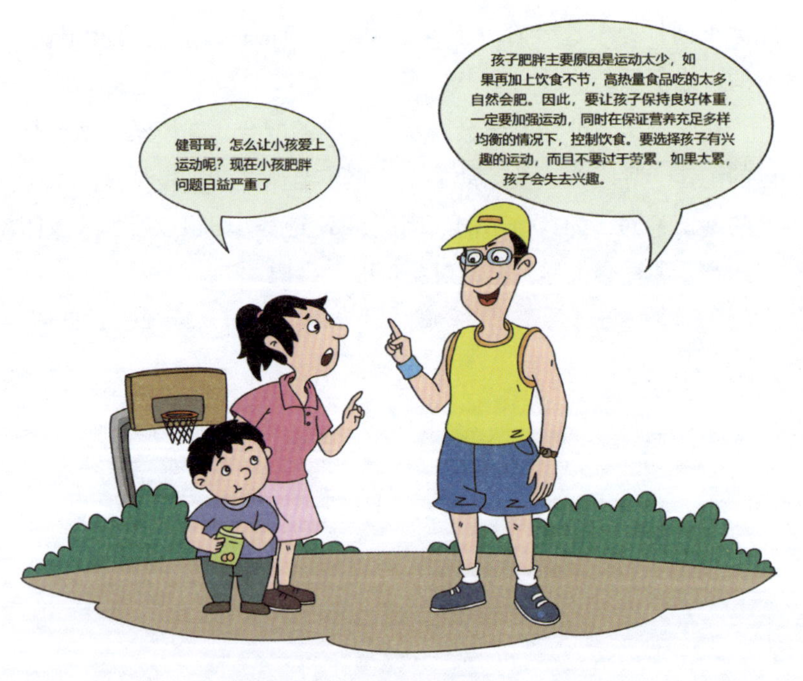

的，没有人会觉得这样很舒服。但是如果你的体力、运动基础及心肺耐力尚无法有效应对这样的运动强度，坚持下来就会很困难，坚持了一次，难以再去跑第二次，跑过几次，就不会再去跑了。如果再有个关节痛什么的，有人还会给自己贴个标签，“我不能跑步，一跑就关节痛”。其实，这是运动量过大，运动不科学造成的，和跑步没什么关系。三是运动处方不全面不科学，没有个性化。运动要全面，有氧运动、力量训练、伸展运动都要做，不能只跑步，更不必天天跑步。如果每周跑步三次，隔一天跑一次，不跑的时候做下力量训练或拉伸之类的活动，每周的运动就不会那么单调枯燥，因此更容易坚持。总之，要想让跑步坚持下去，跑步的配速一定要慢一点，让自己跑得很舒服、很轻松，过一会儿再上点速度直到有点费劲，在费劲的强度上坚持跑一两百米后再慢下来轻松一下。如此，总的运动量要觉得人很爽，回家吃饭时食欲很好，这个量就是适合的。

问题 46
如何增加身体柔韧性?

解答

柔韧性是健康体适能的重要因素之一（健康体适能的另外三个要素是心肺耐力、肌肉力量和耐力、身体成分）。良好的柔韧性能更自如地完成各种动作，预防肌肉关节韧带损伤，或者能减轻损伤程度。通俗地说，就是在同一个台阶崴下踝关节，柔韧性差的人会损伤严重，而柔韧性好的且经常运动的人会啥事都没有。因此，经常运动并经常进行柔韧性练习很重要。

伸展练习也叫“牵张练习”（就是众所周知的拉伸），是最常用的以牵拉肌肉为主的提高身体柔韧性的手段。伸展练习有冲击性和静力性两种，练习时可以自己主动完成，也可以在别人的帮助下被动完成。冲击性伸展练习是最早的加强柔韧性的练习方法，练习时要反复冲击牵拉肌肉。由于会引起肌肉反射性收缩，因而会抵消主动牵拉肌肉的效果，进而影响伸展效果。静力性伸展练习是缓慢牵拉肌肉，当肌肉感觉到被牵拉时，停止拉伸并坚持 10 ～ 30 秒再放松。静力性伸展练习效果明显，所花时间短，可以自己完成，发生肌肉损伤的概率低。因此，目前基本首选静力性伸展练习。

正如力量训练要练的肌肉很多，要有计划地把全身的肌肉都练到一样，伸展练习也要制订计划，明确要练习的目标肌肉和重点肌肉。伸展时要注意自身感觉，并掌握酸加、痛减、麻止的原则，就是酸可以更酸、痛了就不能再加量，麻了必须停止。自己

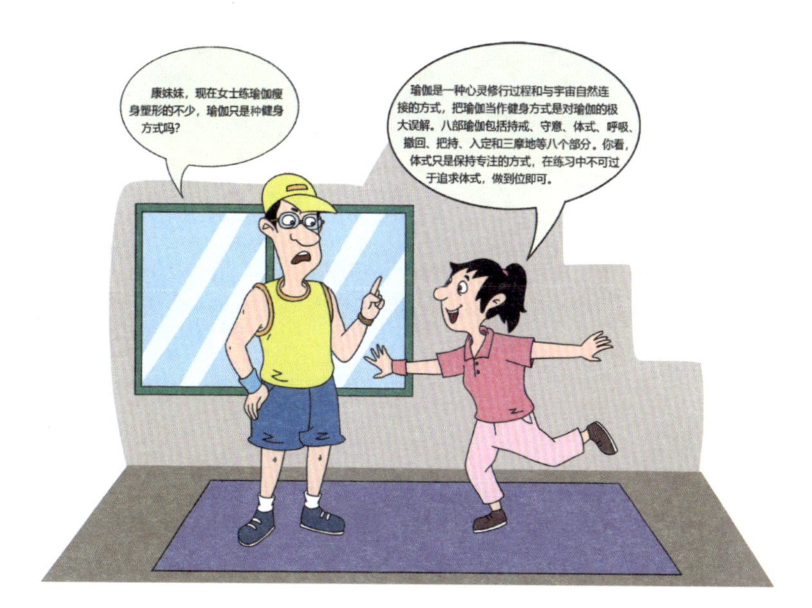

练习相对容易把握。但如果是别人包括健身教练、瑜伽教练帮你被动做伸展练习，一定不能任由别人加力伸展，因为自己身体只有自己能感觉到，觉得痛了再告诉别人，这要经过几个神经反射过程，往往就发生事故了。因此，拉伸一定要慢慢来，量力而行，不可粗暴加力。

问题 47

体质很差，从没有锻炼过，怎么开始健身呢？

解答

加强体育锻炼，是增强体质、增加活力、改善健康、强身健骨、增肌减脂的首要方法，而且运动的好处还不止这些，在此不再赘述。

从没锻炼过的人要开始运动，一定不要操之过急，要结合自己的身体素质找到适合自己的运动处方和运动计划。改善体质首选有氧运动，比如快走、慢跑等，不建议从不运动的人采取球类有氧运动，因为任何球类都需要有较好的心肺耐力基础。从不运动的人如果去选球类运动，不仅协调性差，不容易学会，而且体力跟不上，容易半途而废，无法坚持。建议先从快走开始，每天抽 30 ～ 60 分钟的时间专门出去走路，速度以自己走得轻松或略微费力为宜，不要过快。有氧运动主要是运动时间要长，强度上不宜过大。如果走得很累很辛苦，第二天觉得很累，就不容易坚持下来了。走路距离也是要看自己的感受，如果走完觉得很轻松，第二天可以加量或加速。总之，以运动完神清气爽、有点累但食欲好为宜。

另外，从不运动的人，身体各部位的肌肉力量可能都比较弱，需要再做一些全身性运动，如广播体操等。做的时候要认真，动作有力舒展。这有利于全身各部位的肌肉关节韧带的牵拉和锻炼，对于从事任何运动都是很好的基础。

力量训练要从小负荷开始，比如选择能重复 30 次左右（30 个 RM）的哑铃，对上肢、肩部、背部等部位进行锻炼，不可急于求成而上大负荷，否则容易受伤。等肌肉力量有所增强后，再慢慢增加负荷，比如选择只能重复 20 次左右的负荷。

前面提到的健走、广播体操和小负荷哑铃如果能坚持 1 ～ 2 个月，体质会有明显改善。那时再根据运动能力和自我感觉选择强度更大的运动方式。总之，体育锻炼要量力而行、循序渐进，确保安全。

健哥哥，有个女同事从不运动，体质很差，有教练让她做负重深蹲，这行吗？
从不运动的人，最好先做自重深蹲，就是空手做深蹲。做的时候，膝盖要稍微超过脚尖，上体适当前倾，背部挺直。

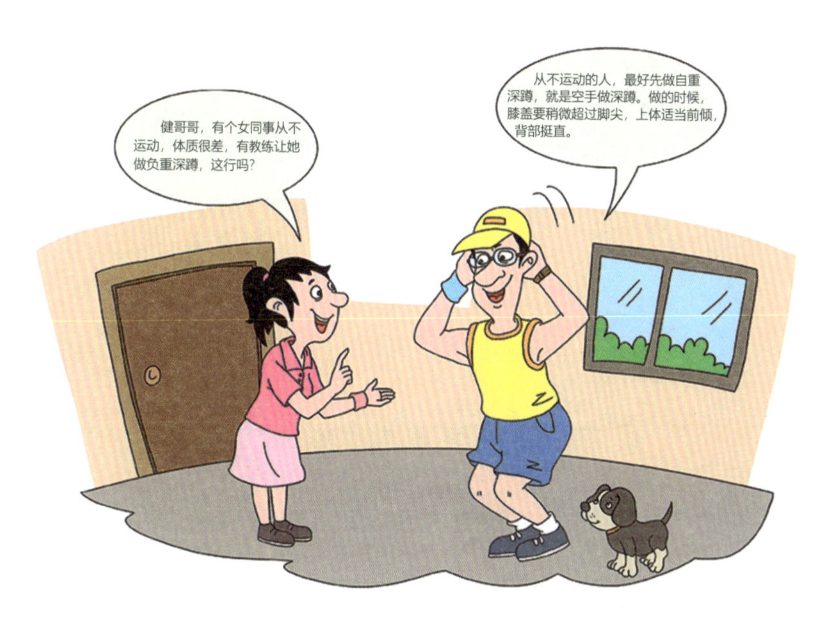

问题 48

有哪些适合在办公室锻炼的动作?

解答

长期久坐对健康很不利。坐办公室的白领人士朝九晚六，如果上班期间不做任何活动或放松，一天下来，一定腰酸背痛，十分疲劳。因此，每工作两个小时左右要起身活动，最好每天活动两次，每次20分钟左右。要指出的是，尽管是工作期间的短时运动，也要先做好热身运动，起身后找个空间大点的地方，先活动下踝关节、膝关节，再活动下腕关节、肩关节，还可以原地慢跑

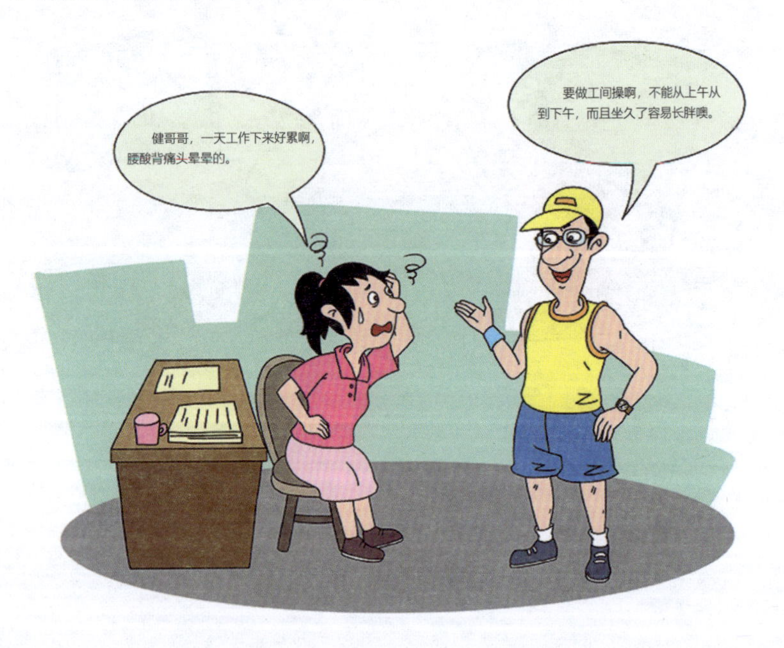

百八十步，再左右转体活动下脊柱和胸、背部位，整个热身时间五分钟左右。热身充分不容易受伤，而且能提高随后的运动效能。

热身之后可以做几个简单方便的健身动作。如做俯卧撑，动作要标准，看能做几个，在做不动的时候再坚持做一个。如果让旁边的美女同事帮着数，会做得多一些。做完俯卧撑要休息一两分钟，原地放松一下，再来几下深蹲，不必追求动作的标准，做不动不要勉强，否则易伤膝关节。在休息两分钟之后，可以把手撑在稳定的椅子上，两腿交替向后踢。这个动作练习的是大腿后肌群，与深蹲练习的股四头肌刚好互补，有利于身体的平衡。如果觉得还不够劲儿，可以手扶固定物体，做提踵动作（原地抬脚后跟），这可以塑造小腿肌肉。这几个动作下来，基本上会出点汗了。再做下整理放松，就可以结束了。上班时间的运动不宜过度，弄得一身大汗不太好，出点微汗就可以了。运动之后要补水，也可以吃点水果、小点心什么的。

问题 49

长跑应该怎么热身，跑后又怎么放松？

解答

运动前的热身很重要，适当的热身能增加身体的柔韧性，减少运动损伤的风险，甚至能提高运动成绩。但不科学、不适当地热身不仅无益，而且有害，有的可直接造成拉伤。因此，热身要适当，不能过度。

康妹妹，拉伸要注意什么？
拉伸要缓慢、有节制地进行，做到酸加、痛减、麻止。就是如果觉得拉伸部位酸胀，可以加力让这部位更酸；但如果出现痛感，则要减力；如果有麻木感就要停止拉伸，活动一下。

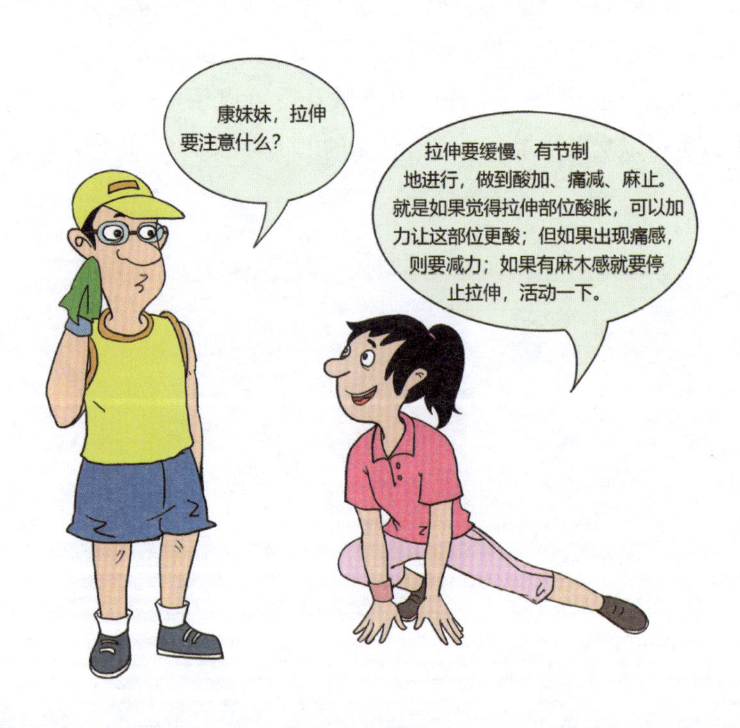

热身分三部分，即心肺耐力热身、关节活动度热身和专项热身。心肺耐力热身就是要通过原地跑，或在跑道上慢跑，让心肺功能活跃起来，进入准备运动的最佳预备状态；关节活动度热身就是要活动下全身各个关节，如踝关节、膝关节、髋关节及上肢的腕、肘、肩关节等，还要通过左右转体活动脊柱关节；专项热身就是针对你要从事的运动主要用什么部位和肢体，再进行针对性热身。比如跑步，下肢热身是重点；打网球，上肢下肢都是重点。但因网球有转体动作，脊柱热身也很重要。如果要进行上肢的力量训练，上肢各关节肌肉的热身显然更重要。运动前拉伸不可过度，否则可直接造成拉伤，或在运动中出现拉伸部位疼痛。热身只要做到身体微微出点汗就可以了。

跑后进行整理放松，就是不要马上停下来坐下，要继续慢走或慢跑一会儿，让心跳慢下来，天冷的时候要注意保暖。在身体还有点热乎的情况下，开始运动后拉伸。

问题 50

自己膝盖痛，有没有不大用膝盖的减肥方式?

解答

膝盖痛，先要查找痛的原因。如果是由于运动量太大或者速度过快造成的，要在关节不痛之后减量减速，慢慢再开始有氧运动。如果是关节有炎症、损伤等其他问题，要进行针对性治疗或理疗，待好转后再进行适量运动。

健哥哥，单杠能练马甲线吗?
简直太能了！如果你的体重够标准，每天上单杠上向上举腿，可以屈膝上举，这样容易些。也可直腿上举，做不动为止。当然可以过几分钟再上去做几下。坚持一段时间，马甲线就出现了。

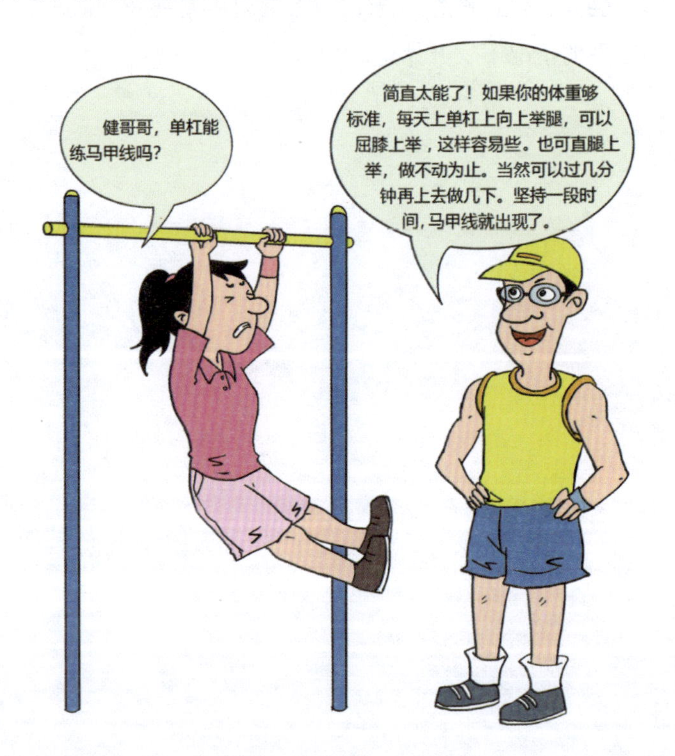

在膝盖痛期间，要进行减肥，还是有很多方法的。最主要的就要控制饮食，每餐都不要吃多了，觉得吃好了即止，不要吃到饱。如果餐后觉得有点饿，可以适当补充水果、坚果或小点心之类的食物，但要控制量。晚餐必须少吃，摄入碳水化合物 50 克左右。要减肥，在减少摄入的前提下，必须加大能量消耗，膝盖痛可以进行上肢力量训练和腹肌训练。训练时间最好在餐前一小时进行，因此时腹内空空，有利于减脂，如果有饿感，可以补充小面包之类的食物。

要减肥，每天吃饭都要认真控制，不可恣意妄吃。吃是身体的生存本能，减肥是和本能作战。一顿疏忽了，结果就是食物转化成脂肪储存起来。

问题 51

在寒冷的冬天跑步时需要买什么样的跑步装？

解答

冬天天气寒冷，血管收缩，全身各部位包括肌肉、关节都处于低代谢状态。这种天气如要外出运动，有两个问题需要特别注意，一是热身充分，二是穿方便自调冷暖的衣服。如果有必要，冬天跑步还要戴帽子和手套。因一般人不会在头上出汗后在户外摘掉帽子，因此这里不说帽子的问题。手套在跑步进入状态觉得热了可以摘下，但要小心弄丢。

天冷热身时间要比夏天长。原地慢跑几分钟后，活动各关节，尤其是下肢各关节，缓慢轻微地做下大小腿拉伸，觉得微微出了点汗，热身就差不多了。切不可热身不充分匆匆开跑，那样容易受伤、抽筋。另外，天冷时跑步不要过长过快，按自己平时的训练基础觉得差不多、有点爽就行了。

在冬天跑步下身一般穿长裤，根据气温选择保暖、快干、透气的运动裤。在冬天跑步关键是上身怎么穿。刚出门时身体是凉的，还没有热身更没有开始运动，这时候需要保暖，不能出门时就冷得哆哆嗦嗦，这样容易感冒着凉。随着热身和开始跑步，身体越来越热，还会出汗，这时需要打开上衣散热降温。因此，你的上衣一定要容易打开拉紧，能够方便地自我调节。最里边一般是一件快干保暖长袖，再穿一件拉链运动马甲。如果还不够暖和，再加一件拉链运动外套；如果仍不够可以再加件保暖的拉链外套。总之，觉得热了要方便拉开，转个弯突然来股风要及时拉上。除了最里层最好不要穿套头衫。如果觉得热了，可以把外层脱下系在腰上。

冬天跑步最好带瓶子灌点热水，出去后过一会儿慢慢会凉，喝着刚好，返程时水凉了也无所谓。如果在冰雪路面跑步，要减速，小步缓慢跑过，必要时改为走路，过了冰雪路段再跑，避免摔倒、受伤。

康妹妹，冬天在户外活动时穿衣服有个词叫什么了？
剥洋葱啊，一层一层的要方便穿脱。
我记得某人有一次去登山，穿了件厚毛衣，后来热了，里面是没法见人的内衣，差点热死！
你好讨厌！

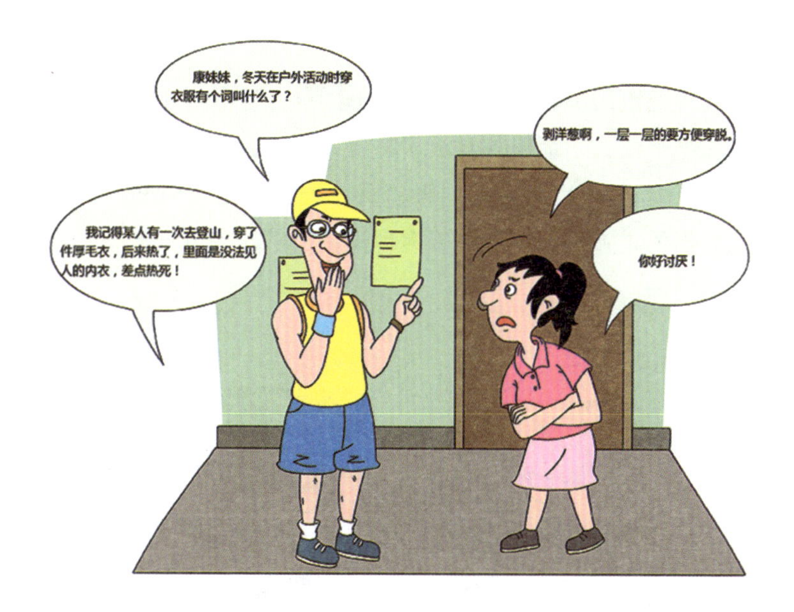

问题 52

吃饭后多久可以健身?

在 17：30 吃饭的情况下，合适的夜间锻炼时间段是什么时候?

解答

关于晚饭后多长时间可以锻炼的问题，这取决于晚饭你吃了多少、吃了什么、饭前你对饭后将要从事的运动有什么计划（运动方式、运动强度和运动时间）、你平时上床睡觉时间以及晚上运动对你的入睡是否有影响等多种因素。听起来有点复杂，现详解如下。

康妹妹，如果饭前适当做下短时间、高强度的无氧运动会不会有助于减肥呢?
当然有帮助了。尤其在你上一餐吃得太多的情况下，下一餐吃饭前根本不饿，这个时候如果热身后做点无氧运动，比如深蹲、俯卧撑、原地高抬腿跑等，都会消耗不少热量。这种短时间、高强度运动有个名字叫HIIT。

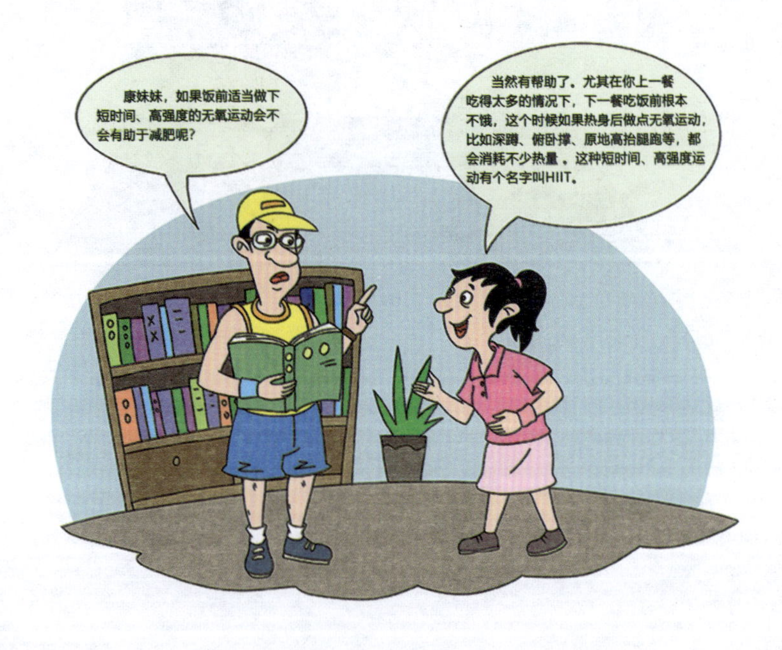

如果你只是想饭后散个步，溜达个四五公里，完全可以饭后就出去。

如果你想饭后跑步，即便配速很慢，如 730 或 800，最好晚饭只吃半饱，然后饭后一小时左右出去热身，慢慢开跑，跑几公里之后慢慢加速也没有关系。但如果你吃得很饱，那至少要饭后两个小时才能跑步，而且容易胃痛。试想，沉甸甸的胃上下晃荡自然会痛。因此，不管晚上是否要运动，晚餐都不宜吃得太多。

如果你平时晚上 11 点上床睡觉，而且睡前如果做较为剧烈的运动会因为兴奋难以入眠，则应在晚上 9 点前结束运动，而且不要过于剧烈。笔者以前参加晚上 8 ～ 10 点的球友约球，打了几次就不再去了，就是因为这个时间太晚了，影响睡觉。当然，如果你属于挨枕就着的就不必顾虑。

其实，晚上运动和晚餐的关系还要考虑你的运动目的。如果想减肥的话，晚上可以考虑下班后空腹或只吃二三十克面包就出去跑步（有糖尿病者不建议），跑完后晚饭只吃半饱（碳水化合物 30 ～ 50 克，其他营养素适量）。

问题 53
你认为作为健身教练最重要的是什么？

解答

健身教练是指导别人运动的专业人士。由于运动最重要的功能是维持和促进健康以及帮助亚健康和患有各种疾病的人群尽快康复，因此，健身教练的工作有健康管理的含义。这要求健身教练不仅要懂各种运动，而且要对人体的结构、功能以及不同健康状态下不同人群的个体差异有充分的了解。因此，健身教练还要懂点医学知识，至少要懂点人体常识。懂运动容易，懂点人体常识还可以学习，懂点医学知识就难了。因此，健身教练需要不断学习。

康妹妹，现在的高考生平时不怎么运动，体重超标、肥胖的不少，高考结束后想健身减肥，好像出事故的不少。
是的。几年不怎么运动，心肺耐力和肌肉力量、耐力都不够好，如果突然上大负荷运动，企图短时间增肌减脂相当危险。运动要慢慢来，循序渐进，量力而行，安全第一。肥胖是一口口吃出来的，要减也要慢慢来。

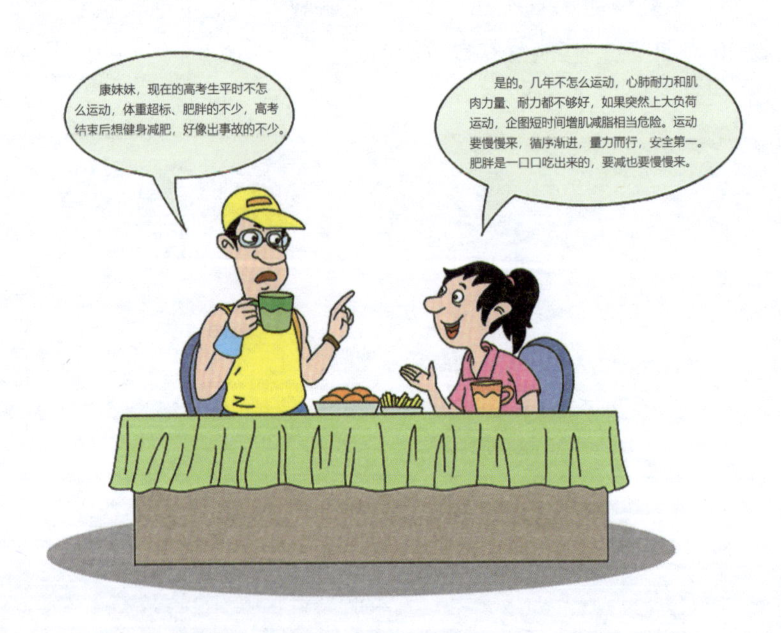

除了上述讲的“三懂”，健身教练最重要的是懂健身安全。要知道，每个人的运动基础差别巨大，健康状况更是千差万别，再加上有些人可能有这样那样的疾病，因此，健身教练切不可不分青红皂白，上来就搞什么大负荷深蹲，或者像某些瑜伽教练一样，用膝盖顶着学员的后背追求所谓的体式，这都是非常危险的不规范动作。试想，身体是别人的，感觉是别人的，当别人觉得不对劲受不了的时候告诉教练，这就经过了几个反射弧，这一点点时间差足以出健身事故！因此，笔者认为作为健身教练最重要的是有健身安全意识，能够根据客户的身体情况、健身运动基础来循序渐进地、量力进行健身指导，缓慢、安全地增加负荷，就是要根据客户的不同情况开出个性化运动处方。

突然上大负荷，企图短时间增肌减脂相当危险。运动要慢慢来，循序渐进，量力而行，安全第一。肥是一口口吃出来的，减也要慢慢来。

问题 54

跑 LSD 时，应该如何合理地设置步频？

如果按照 180 就太快了，是否要降步频？

解答

LSD，英文全称是 Long slow distance，就是“长而且慢的距离”的意思。长是指距离长，同时时间也会变长；慢是指在配速尽量稳定的情况下，结合自己的训练目标和跑步能力，在较慢的速度下实现目标。如果你想跑个 20 公里的 LSD，但由于跑得太快，跑了 15 公里就跑不动了，只能走路或放弃。这就说明你在跑步前对自己跑步耐力估计过高，跑得太快，结果导致你的 LSD 失败。

要跑 LSD，先要了解自己最长能跑多少距离。如果你只能跑 3 公里，配速最快 700，跑 5 公里可以作为你的 LSD，但配速要降到 730 左右，否则你将可能无法完成 5 公里 LSD；如果你能跑 10 公里，配速 630，现在又报了个半程马拉松，那你的 LSD 可以先定为 15 公里，用配速 700 看看能否跑下来。所以，上 LSD 的目的是跑个对自己有点挑战性的距离，因此配速就要降低。在距离你的目标只差两三公里的时候，如果感觉不错，你可以适当加速。跑步者们都知道，长跑要小步幅高步频，步频越高，速度就越快，但体力消耗也随之加大。因此，你如果觉得 180 的步频太快，那就降下来，170，160，都可以，没有人规定你一定要跑多

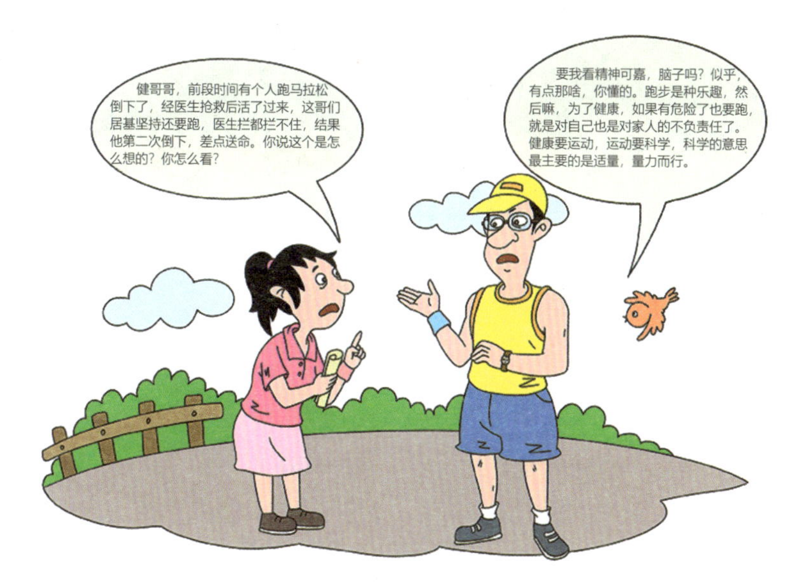

少步频和配速。跑步都是按自己的感觉来跑，跑到自己觉得轻松舒服或者稍费劲就好，此时心率保持在最高心率的70%左右。

跑完LSD，第二天要休息，或慢跑几公里恢复一下，多做拉伸。一般来说，不必连续两周跑相同跑量的LSD，否则容易过于疲劳，失去跑步乐趣。跑步前要吃点碳水化合物，途中看情况再补充能量。如果距离较长，还要补充糖盐水。

问题 55

健身什么年龄段比较合适，多大健身才不算晚？

解答

健身并没有什么年龄段适合、什么年龄段不适合的问题，所有人群都应保持活跃的生活方式。学前儿童、学龄儿童、大中小学生、工作群体以及退休后的老年人都应从事与其年龄、身体状况及运动基础相适应的健身运动。因此，多大年龄健身都不为晚，都可以开始适合自己的体育健身运动。

康妹妹，你说婴儿要运动吗？
要啊，不过婴儿运动要按照婴儿的实际能力来训练，过度、太着急不仅无益还可能有害呢。一个月时可以在婴儿安静清醒时对婴儿说话，并训练婴儿追着妈妈的脸来看；二个月时可以训练婴儿俯卧位抬头；三个月时可以带婴儿出去看花看树看车看各种景物，还可以训练婴儿俯卧位用肘支撑着抬胸等。还可以训练有利于促进婴儿的运动、感知觉、语言和社会交往能力噢！

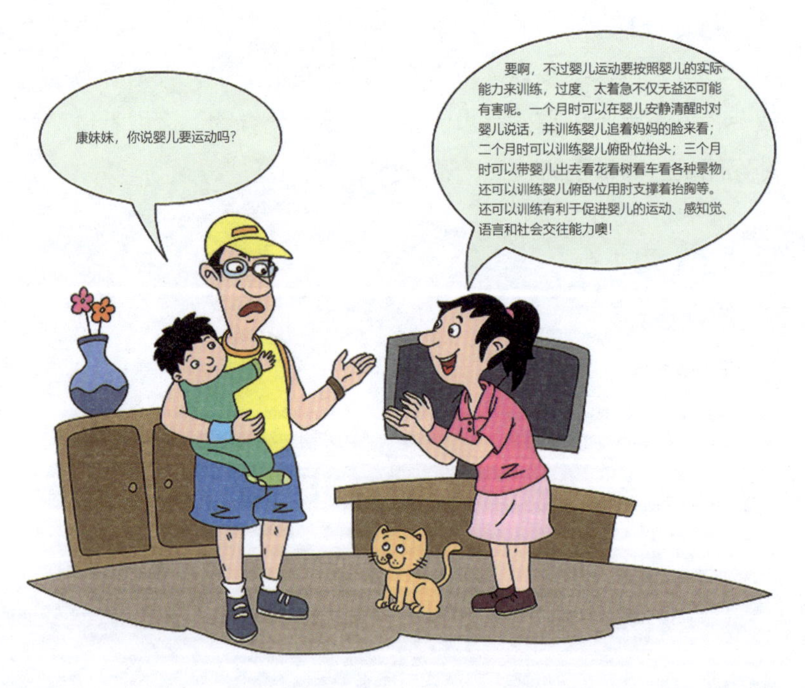

由于各年龄段身体发育、体格状况、身体状况和运动基础的巨大差异，因此，不同年龄段的健身项目、运动强度、运动时间、运动量等差异很大。必须考虑到不同人群，甚至同一年龄群体的个体差异，科学确定适合自己的运动处方。运动有好处，但运动也有风险。与安静时相比，进行较大强度的运动时，发生心血管事件（CVD）的风险会增加。

要运动，事先要对自己进行 CVD 评价和运动能力测试，以便让人们通过运动最大健康受益，最小风险损害，这需要进行科学运动指导。同时自己要提高运动风险意识，量力而行，循序渐进、有计划地进行健身训练。

健身运动有三大项目，即有氧、无氧和伸展，运动要全面，不能只走路跑步，不做力量训练。

提高肌适能（力量、耐力和爆发力）的好处：改善身体成分，增肌减脂；降低血糖，增加胰岛素敏感性；预防和治疗代谢综合征；增加骨密度和骨矿含量，预防、减缓甚至逆转骨质流失；降低心血管代谢危险、CVD 事件风险；预防和减轻抑郁、焦虑；增强活力；减缓疲劳；65 岁以上老年人增加爆发力练习有助于减少意外跌倒风险。

所以，青少年、成年人、老年人都要健身。

问题 56

如何保证骨骼健康?

解答

骨骼要健康，运动不能忘。

骨骼健康，指的是人体各部位的骨骼，不仅要保持正常的形态，而且要有较强的抗折、抗弯和抗压缩等功能。人体这部精密的超高端机器，骨骼是最重要的支架。如果骨骼不健康，就像房子没有了四梁八柱，或者说，这所房子的梁和柱不结实，其危险可想而知。我们平时说的人要坐如钟、行如风、立如松，都要以骨骼的健康和强韧为基础。笔者曾和一位不怎么锻炼的朋友一起登山。其间，我俩都在同一位置手撑登山杖留了影。后来另一位朋友评论说，怎么你照的就不如 ××（指笔者）好看呢？不如人家精神。其实，这一点不奇怪，我喜欢运动，有氧运动无氧运动的都搞，身体这棵“松树”自然挺直些。因此，要想骨骼健康，必须经常运动，否则，容易出现骨质疏松。

骨质疏松，可不是小病。

有些年轻人觉得，骨质疏松是老年人的事，年轻人骨质不会疏松，其实不然。8 ～ 14 岁的青少年都可发生特发性骨质疏松。骨质疏松固然是一种随着年龄增长而不断加重的疾病，但骨质疏松来临的年龄及严重程度和这个人年青时是否运动有极大关系。也就是说，如果一个人从小酷爱运动且终生坚持，此人年老时出现骨质疏松的年龄会比一辈子不怎么运动的人晚很多。真的出现骨质疏松，其严重程度也轻得多，发生骨折的概率大大降低。要知道，骨质疏松最大的危害是发生骨头的脆性骨折。想想，骨头都脆了，别人摔个跟头没事，起来掸掸身上的尘土继续走，但如果人骨质疏松，则很可能发生骨折，而且不易愈合。老年人万一发生骨折，则有可能从此坐上轮椅，或因此而离世。这方面的事例很多。因此，无论年龄多大，都应重视对骨质疏松的预防，从小开始多运动。

一、骨质疏松发生的原因

（一）不良生活方式

体力活动过少、吸烟、酗酒、长期卧床、长期服用糖皮质激素、光照（晒太阳）太少、钙或维生素 D 摄入不足等，都是发生骨质疏松的重要原因。此外，老年人必须力所能及地进行力量训练，不能让肌肉废用性萎缩。

（二）某些因素导致骨质吸收增多

性激素，如雌激素、雄激素的缺乏，会使破骨细胞功能增强。这会让骨质被吸收，从而导致骨质丢失和骨质量下降，骨脆性自然增加。另外，维生素 D 的缺乏会引起骨钙吸收减少，从而引起骨质丢失。

（三）各种原因引起的峰值骨量太少

峰值骨量（PBM）相当于一个人一生的骨质存量。骨质存量越多，年老时骨质丢失对身体的影响越小。青春发育期是人体骨量增加最快的时期，大约在 30 岁左右达到峰值。峰值骨量与种族、发育、营养和运动关系密切。如果从小多运动，骨量就会存量增多，从而有更高的峰值。但如果从小就不怎么运动，年纪慢慢变大再加上久坐不动，宅家时间太多，户外活动太少，身体没有多少机会积累骨量，出现骨质疏松的概率自然大增。

二、老年人容易跌倒并发生骨折的原因

跌倒在我国是伤害死亡的第四位原因，而在 65 岁以上老年人中则是首位原因。老年人跌倒死亡率随年龄增长而急剧上升。跌倒除导致死亡外，还导致大量残疾并极大地影响老年人身心健康。

（一）环境中的易跌倒因素

灯光昏暗、路面湿滑、路面不平、路上有障碍物、人行道拥挤或道路缺乏修缮、家庭中家具摆放不合理、楼梯台阶、卫生间没有扶栏或把手等，这些因素对于老年人来说都是极大的威胁。老年人视力不好，平衡能力差，一个小小的路面错落就可能跌倒致残。

（二）社会因素

老年人的健康素养水平，对于危险防范的意识、知识及技能水平，老年人是否独居等都对跌倒的发生率有重要影响。

（三）自身健康因素

老年人步态稳定性和平衡功能下降、反应迟滞，步高、步长、行走不连续等都与老年人易发生跌倒有关。老年人听力、视力下降，很难听到有关跌倒危险的警告，或听到了由于反应时间延长而致跌倒发生。老年人平时久坐、运动不足，服用安眠、抗惊厥或影响精神的药物等都会增加跌倒风险。

三、骨质疏松如何诊断

1. 有临床表现如骨痛、骨变形或易骨折是骨质疏松的典型表现。骨痛通常为弥漫性，无固定部位，检查时医生不能发现压痛

点或压痛区；驼背、身长变短（身高变矮）等；因轻微活动、创伤、弯腰、负重、挤压或摔倒后发生骨折，发生部位以脊柱、髋部和前臂居多。

2. 确诊要拍 X 光片并做骨密度（BMD）测定。

四、骨质疏松如何康复

骨质疏松一旦出现，目前尚无有效方法使骨质恢复到病前水平。因此，必须重视骨质疏松的预防，让骨质疏松不发生，才是最好的治疗。

（一）运动

体育锻炼增加身体负重的机会，对骨生成细胞有明显刺激作用，能促进骨质形成，防止骨量丢失。因此，运动能预防骨质疏松的出现。锻炼应在户外进行，增加日光照射机会。怕晒黑的女士可打遮阳伞或戴帽子，也能增加自身维生素 D 的转化机会。

健哥哥，女人喝咖啡会加重骨质疏松吗？
咖啡因有对抗钙吸收的作用，咖啡因摄入过多会导致骨量下降。绝经期妇女饮用咖啡量越大，骨折发生率也越高。

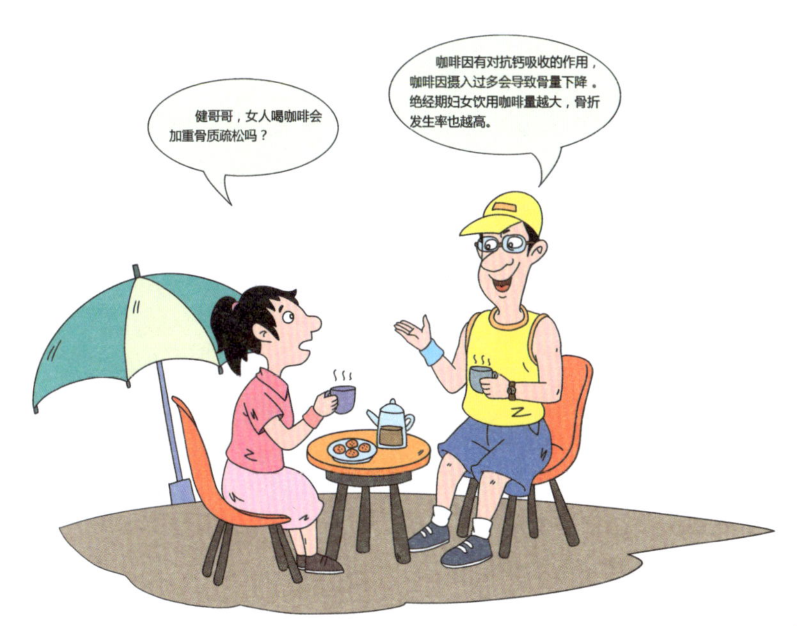

已出现骨质疏松的患者不仅可以，也应该参加体育锻炼，但锻炼时要注意如下几点。

1. 循序渐进，逐步养成锻炼习惯，不可急于求成，更不可逞能争强，以免因运动过量发生意外。

2. 锻炼方式以有规律的负重锻炼为主，如步行、上下台阶、登山等。

3. 中等强度锻炼对骨质疏松的预防和治疗效果最好。运动时间控制在半小时到一小时左右；从小强度开始，逐步提高强度；每周运动 3 ～ 5 次。

4. 运动时要注意周边安全，谨防跌倒。

5. 长期卧床的患者应进行被动运动，有利于维持关节活动度。

（二）饮食注意三多三少

1. 多摄入牛奶及奶制品、鱼虾、芝麻、豆制品、紫菜、海带、新鲜蔬菜等高钙食物。

2. 多摄入富含钙质和维生素 D 的食物，如花椰菜、栗子、燕麦、黄豆制品等。

3. 饮食中加入蒜头及洋葱能强化骨骼。

4. 限制芦笋、菠菜等含草酸食物，以免影响钙的吸收。

5. 少吃发酵食物，因酵母含磷，会影响钙吸收。

6. 勿过量饮用咖啡及碳酸饮料。

第三章

关于减脂

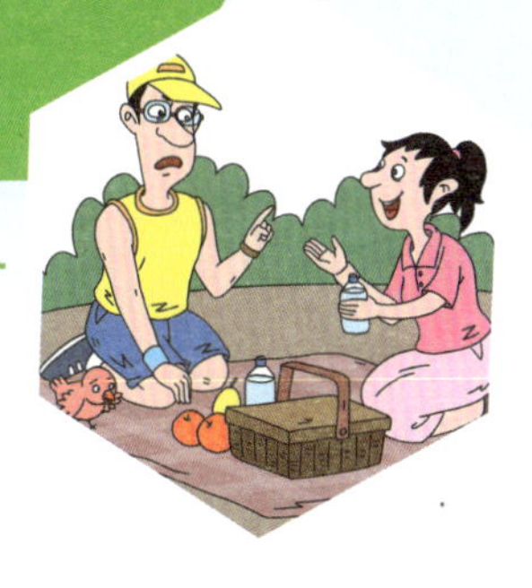

问题 57

160cm，多少体重比较正常？

十三岁，160 厘米，43 千克，要减肥吗？以前一直很瘦，差不多150 厘米，不到30千克吧。但是最近一称，居然快45千克了。

解答

一个人是胖还是瘦，判断方法有好几种，最常用的有下面几种。

一、体重指数

这是目前医学界普遍使用的体型判断指标，只需知道自己的体重（千克）和身高（米），就可自己计算体重指数。它的英文缩写是 BMI，这个缩写因经常用到，所以有必要记住。

BMI= 体重（千克）除以身高（米）的平方。具体到提问题者，她的体重指数是：43 ÷ 1.6 ÷ 1.6=16.8，而体重指数的正常值是 18.5 ～ 23.9。低于 18.5 属于消瘦，应加强营养，适当运动，让体重回到正常范围。体重指数反映的是每平方米有多少体重，但实际上并不能反映脂肪分布。有的人体重指数正常，但腹部脂肪堆积不少，患慢性病风险很高。因此，体重指数要结合腰围判断是否要减脂。

二、理想体重

“理想体重”就是人们常说的标准体重，实际上体重没有绝对标准，因此，我们称之为“理想体重”。理想体重（千克）=身高（厘米）-105。注意这里身高的单位是厘米而不是米了，而且这个公式不适用于儿童。具体到提问题者，她的理想体重是 160-105=55 千克。所以，她其实需要增肥。鉴于 13 岁仍处于生长发育阶段，应保证该年龄阶段必需的营养供给，目前无须过于关注体重变化。

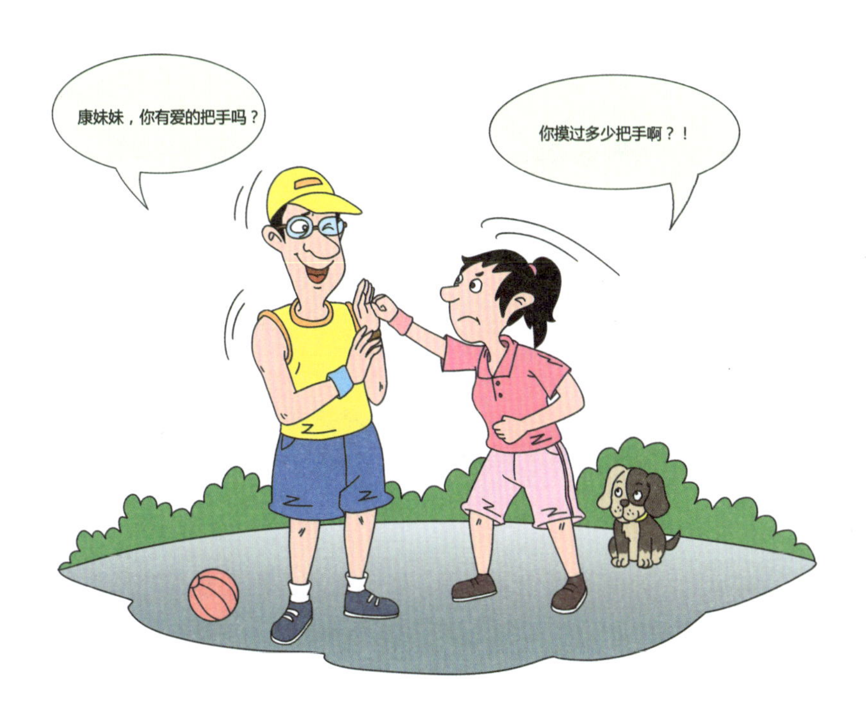

三、 腰围

腰围既能反映脂肪总量，又能反映脂肪分布，是反映一个人患慢性病风险的良好指数。我们看一个人身材好不好，第一眼也是看腰。腰围，男性应少于 85 厘米，女性应少于 80 厘米。测量腰围要站立，双脚分开 30 厘米，这样体重会均匀分布。测量时用软尺紧贴但不能压迫皮肤，尺子要通过髂前上嵴（用拇指从乳头向大腿方向滑，遇到的那个突起就是髂前上嵴，瘦的人平躺下来这个突起会很明显，胖的人则基本被脂肪淹没了）和第 12 肋骨下缘（就是最下面那根肋骨）连线的中点，基本上这个中点就是平脐的位置。

四、腰臀比例

就是腰围与臀围之比，男性要少于 0.9，女性要少于 0.8。

五、皮下脂肪厚度

腹壁皮下脂肪厚度，男性要少于 15 毫米，女性不应超过 20 毫米。

六、自我观察

实际上，即便不做任何测量，自己是胖是瘦还是很容易判断的。腹部脂肪堆积俗称“游泳圈”，这个圈越厚就越肥。“游泳圈”在西方有个可爱的名字，叫“爱的把手”（love handle），意思是男女相拥时，对方的手刚好放在这堆脂肪圈上，否则相拥久了也挺累的。

问题 58

减肥的时候，如果脂肪燃烧，最先燃烧的是哪个部位的脂肪呢？

手臂？大腿？还是脸部？还是内脏脂肪呢？

解答

关于减肥时身体各部位脂肪消减顺序，和人在变胖时脂肪堆积顺序有关。人和动物的进化过程非常聪明，也是为了适应环境和能量携带便利。因此，人在摄入食物过多要转化为脂肪时，会

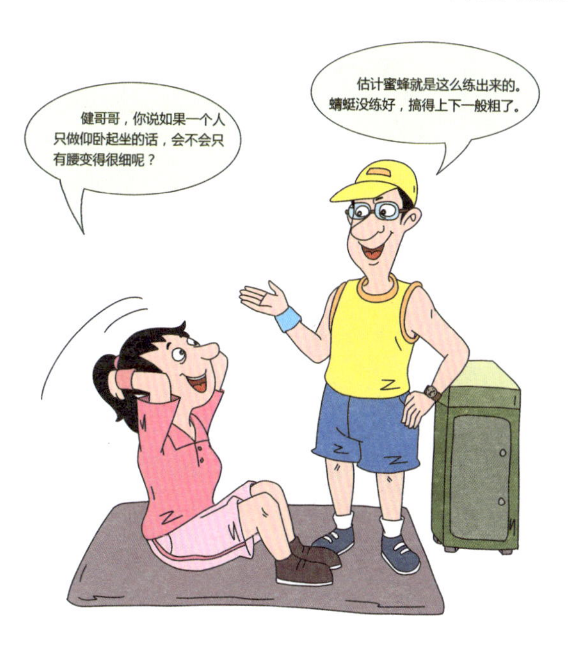

先将脂肪储存在比较稳定、便于身体活动的位置，例如躯干部。很难想象人吃多了先把脂肪存在手和脚，身体瘦瘦的，手脚胖胖的，这样活动起来会很不方便。只有躯干部脂肪储存多了，才会慢慢向四肢及面部蔓延。有些人看着不胖，实际肚子上肉不少。如果一个人手肥嘟嘟的，脸圆圆的，不用说，肚子上肥肉肯定不少。脂肪储存有先后顺序，消减起来也有顺序。一般是面部和手脚先减，慢慢再到躯干部脂肪消减。但男女肥胖部位略有不同，男性多胖在内脏和上腹部皮下，称为“中心性肥胖”；女性多肥在下腹部、臀部和大腿部，因此称“外周性肥胖”。男性内脏脂肪消减起来会比腹部皮下脂肪相对容易；女性臀部和大腿部脂肪消减相对不易，必须加强运动同时配合饮食控制方易奏效。

问题 59

喝白开水能减肥吗？为什么？

解答

喝白开水或矿泉水确实有助于减肥，如果能配合饮食控制和适量运动，效果会更好。

多喝水有助于减肥，其原因在于，一是水分可促进脂肪分解和机体有毒物质排泄；二是喝水有饱腹作用。当机体有饥饿感的时候，喝水能让机体的饥饿感受器觉得原来胃里有食物，其实不是食物是水。这样可以短时间“骗”下饥饿感受器，让人觉得没那么饿，实际上这时候已在分解脂肪、在减肥了。

有人说喝白开水都会胖，会吗？
可以肯定的是，这个人肯定没有只喝白开水。

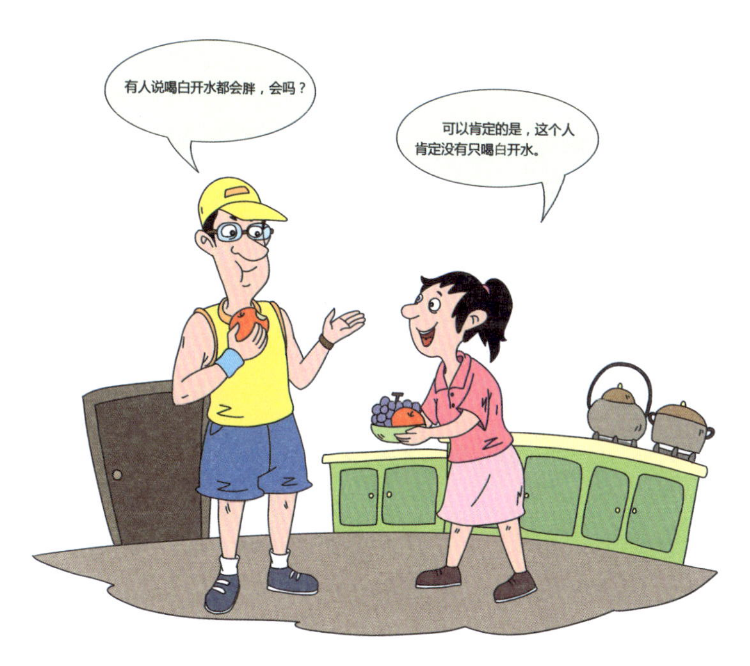

喝水减肥也有技巧：

一是尽可能多喝水，不渴也要喝水，养成没事就喝点水的习惯，不要等到有渴感了再喝水。这一点对于减肥人群和不减肥人群同等重要。

二是饭前半小时左右可以喝一杯温水，平抑下食欲。

三是运动前如果有点饿，可以吃点水分多的水果，比如橙子、水蜜桃等，再少喝点水（30 毫升左右），就可以出去跑步做运动了（糖尿病患者如果运动前觉得饿，要吃 30 克左右碳水化合物，而且要携带等量碳水化合物备用）。运动中还要适时补糖盐水。

四是晚上九点以后如果觉得有点饿，不要吃碳水化合物了，可以喝水，可以吃西瓜、黄瓜等低热量的食物。

问题 60

减肥没有毅力坚持不下去怎么办？大家都是通过怎样的方式减肥的？

解答

这个问题实际涉及两个方面的话题，一是减肥目的，二是减肥方法。要先明确减肥目的，然后才是用什么方法减肥。减肥没有毅力坚持，这本身就已经把减肥当成了一种很难完成的畏途。实际上，减肥为了健康自不必说，但为了自信，为了给自己形象加分，为了享受好身材带来的愉悦感，这份享受其实远比吃肉要

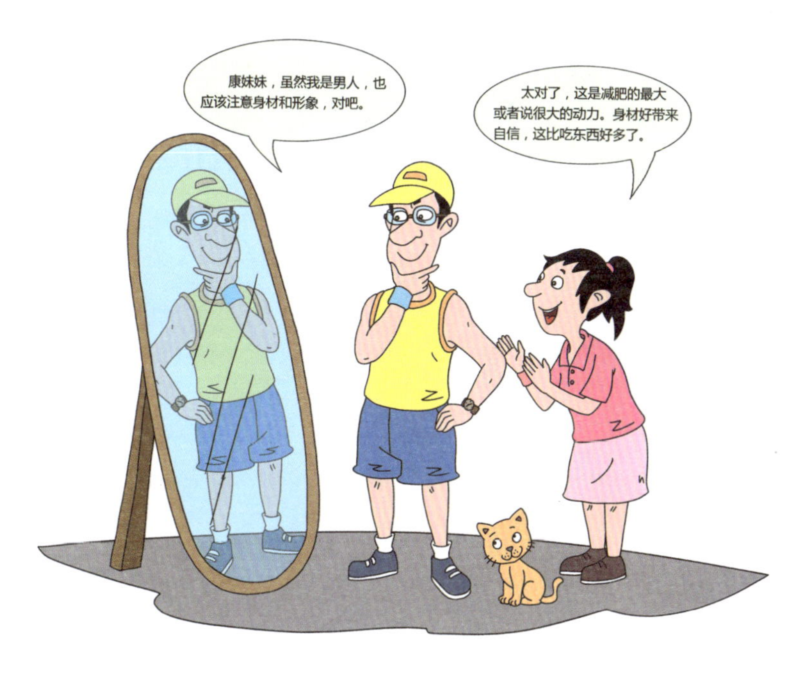

强大得多。很多人是在边吃边承受增肥的“罪恶感”，吃完再给自己找个理由，然后，体重继续往上走，下次吃美食再来承受“罪恶感”。所以，要减肥，需要先给自己确定目的，比如为了好身材，确定下来，下面才是如何减的问题。

减肥不一定很艰难，但必须有决心和毅力，行为上有小改变。饮食要节制，加上开始运动，这样体脂才会慢慢减少。不能企图短期内快速减脂，这样伤身不说，而且容易反弹。反弹两次就会对减肥彻底失去信心。小改变是开始控制饮食，每餐都不要吃多了，吃好即止，绝不多吃。控制对美食的渴望需要毅力。另一个改变就是要开始运动，有氧运动和力量训练都要做。这样做的结果是，你变瘦了，但更帅了、更美了，人更精神了，也更有活力了。

问题 61

如何健康有效地减肥？

解答

健康有效的减肥方法只有一个，那就是适当节制饮食同时加强运动。只节食不运动，人会精神不佳，而且易出现营养不良，整个人缺乏活力。但如果只加大运动量不节制饮食，减肥效果会很差，甚至不会减肥。因此，要减肥，必须每餐都不吃多了，早餐要吃好，吃到有点饱了就停止；午餐也一样，吃好即止；晚餐一

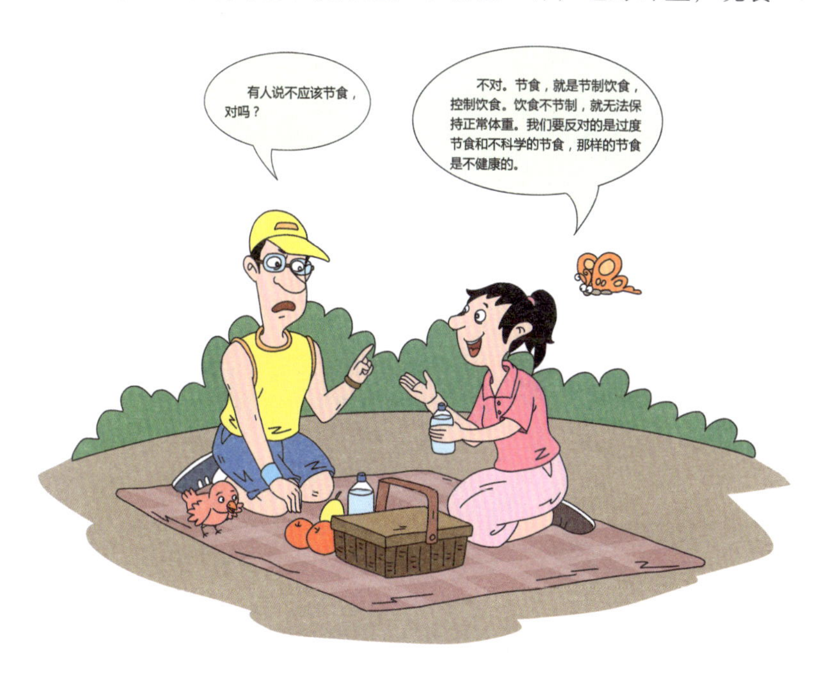

定要少吃，成人摄入50克碳水化合物就够了。在节制饮食的同时，要保持有活力的生活方式，每天上、下午都要抽时间做下运动，哪怕是做做操、热热身、做下俯卧撑什么的。不可久坐不动，更不能因为晚上想运动白天就可以久坐不动。另外，如要减肥，晚上最好空腹运动（晚上六七点左右），运动前可以在矿泉水中加一勺蜂蜜，既补充血糖，又不会转化为脂肪，还减少了血糖降低的可能。空腹运动不可剧烈，配速730左右的跑步或配速1030左右的快走最好。另外，要减肥，还要加强力量训练，可以与有氧运动交叉进行，一天有氧运动，一天力量训练。当然，体力好的也可以在力量训练后再去跑几公里，减肥效果更好。要注意的是，运动后的饮食一定不要多，吃好即止。

问题 62

减肥四个月了，平均一个月瘦一千克，正常吗？

解答

一个月瘦一千克，进度有点慢。但也没什么，只要继续坚持，按照自己的节奏减下去，体重慢慢会达到你自己制定的减肥目标。在减肥进度这个问题上，没有什么正常与不正常之说，只是减肥的快慢而已。减肥不能着急，不能急于求成。太快对身体伤

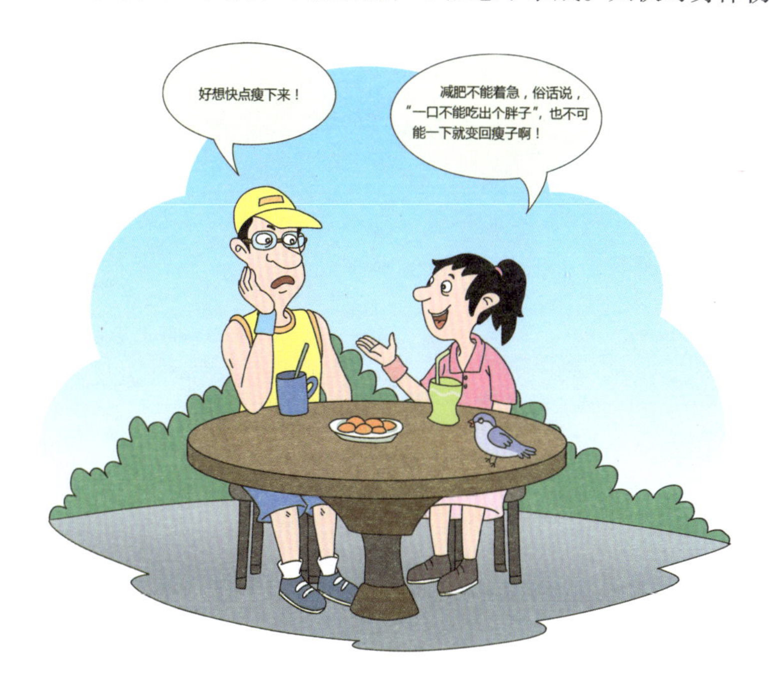

害不小，但太慢没什么，所谓水滴石穿，慢慢减更安全。当然，据某些专业书籍介绍，减肥进度一般每周减重0.5千克，两周减重1千克比较安全，肥胖者也容易接受并容易坚持。如果一个月减重1千克，只是进度慢点而已，但是已经非常不错了。如果能继续按自己的节奏加强运动，同时控制饮食，效果会非常不错。要注意的是，减肥期间饮食要保持均衡，食物多样，早午餐要吃好（不是吃饱，稍微有点饱感就要停止进食），晚餐要减少碳水化合物的摄入，一般吃20～50克即可。

问题 63

减脂 15 天瘦了 6 千克，这样会不会对健康有影响？

控制饮食 + 运动 + 精油按摩！吃复合维生素 B，别的药没碰过。有氧、无氧运动一起做，一周四到五次。每天早上六点坚持打篮球一个小时。少吃多餐，牛奶、燕麦、坚果、水果、鸡蛋、鸡肉、蔬菜、米饭、面食都吃。22 岁，去年年初做过切除鼻息肉手术。这样对健康有影响吗？

康妹妹，减肥时可以吃红烧肉吗？
可以。只是不能肆无忌惮地吃，不要晚上吃。中午吃一块两块的没关系，但主食要相应减少，就是要保持总热量不超标。如果有晚上的运动跟着，更加不必担心。但是，要减肥，这类美食还是少碰为妙。

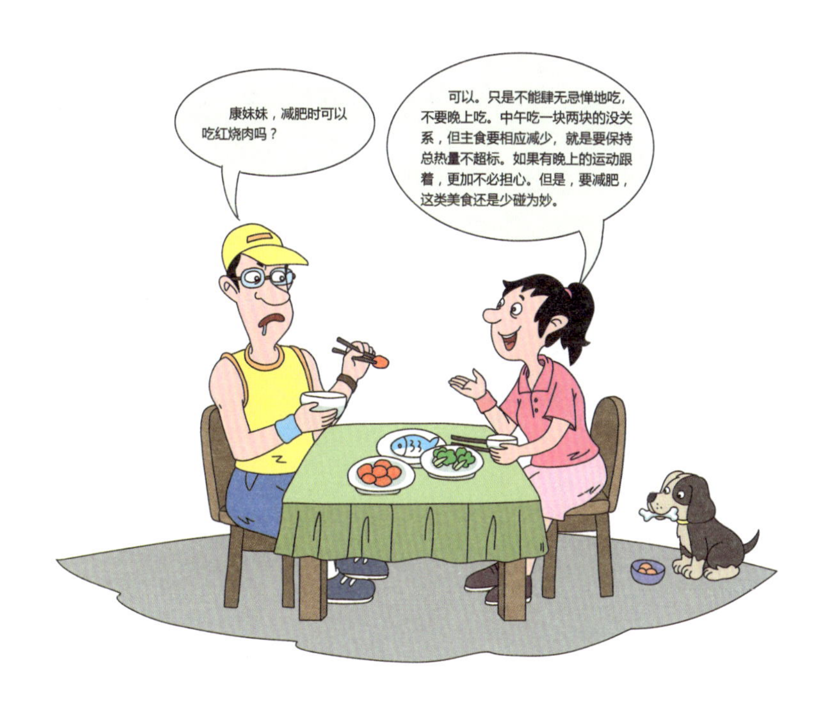

解答

减脂15天瘦了6千克，也就是两周减重6千克，这样的减肥速度太快，对健康不利。减肥需要循序渐进慢慢来，不能急于求成。一般每周减重0.5千克，两周减重1公斤比较安全，肥胖者也容易接受并容易坚持。如果减重太快，有可能引起衰弱、脱发、抑郁、心律失常等问题。另外，由于脂肪分解太快太多，会引起血中脂肪分解的代谢产物酮体太多，这会引起酸中毒，后果比较严重。所以，减肥要有计划地进行，不能一蹴而就。每周减重0.5千克，一个月后可以让体重稳定几天，再开始新一轮减重。这样的减重，不仅不会失去美食的追求和生活乐趣，自己的压力也不会太大，也更健康更安全。

体重控制应成为生活理念，终生坚持。节制饮食和适量运动，是减重的最健康手段。在饮食多样化的情况下，适当增加蛋白质的摄入，有助于增加肌肉量，从而提高基础代谢率。

问题 64

快走快一个月了，感觉没瘦，这是怎么回事？

快走快一个月了，每天早晨一个小时，有时候 80 分钟，速度比较快，7 公里吧，吃饭也有减少，零食也不吃了，但是为什么还没什么变化？真的着急了，怕自己不能坚持了。

解答

要减肥，必须认真监控体重。买个体重秤，每天早晚各称

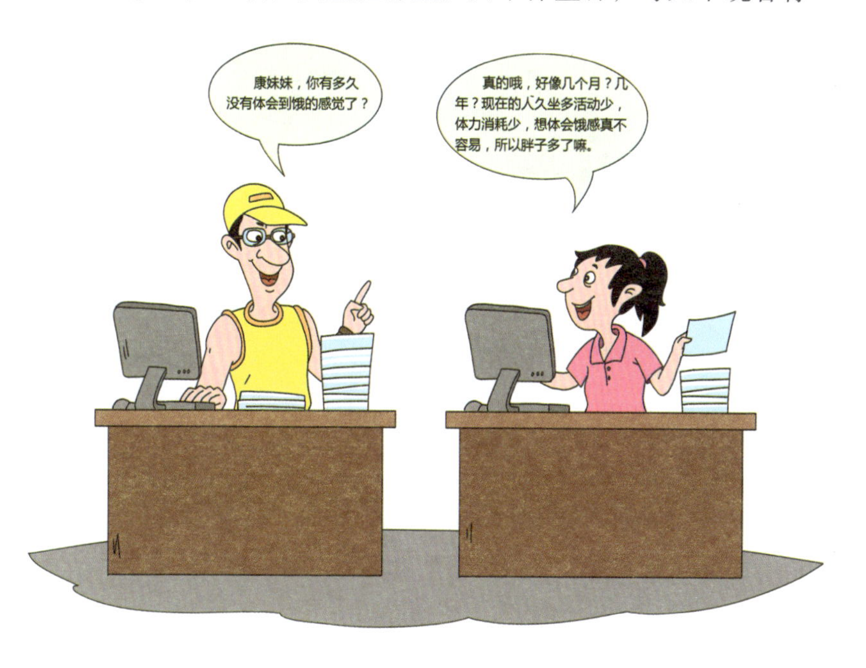

一次，甚至在走路前称一次，走路后马上再称一次。如果能感觉到瘦了，那就效果很好了，比如腰带松了，裤子肥了。但在没那么好的效果之前，认真称体重是必要的。

如果每天快走一个小时，而且比较快（按你讲的 7 公里用 60 ～ 80 分钟，走路配速最慢都在 11 分钟每公里是很不错的），饮食又有减少，体重是会向下走的。笔者今早走路 6 公里，走之前体重 69 公斤，走完回来一称 68.5 公斤，去除出汗丢失的水分，体脂是一定有消耗的。因此，如果你体重没怎么变化，主要还是饮食控制不到位。吃饭要慢，有饱感即止（指早、午餐），食物要多样均衡，不能盯着主食和肉类来吃，多吃些青菜。晚饭要吃三分饱，主食在一两（50 克）左右。要把三餐食量调到餐前一小时有饿感，如果在有饿感的情况下，再做点小运动，减肥效果会更好。

问题 65

想减肥，有哪些减肥方法是不能采用的呢？

解答

肥胖是由于能量摄入（吃）超过能量消耗（动）而引起的体内能量（脂肪）堆积过多造成的体重超标。从上述定义可清楚地看出，肥胖的原因主要是吃得多或动得少，或吃得又多动得又少，用一个不太好听的词就是“好吃懒做”。因此，要想减肥，无疑需要反其道而行之，控制饮食加上多多运动。仅仅通过节制饮食也能让体重恢复正常，但一方面容易造成营养不良，另一方面会出现人的精神不足，活力不佳。因此，要减肥，不可过分节食，而需在食量、食物种类及进食速度上细心调节。在适当控制饮食的前提下，加大运动量，比如超过一小时的有氧运动和适当的力量训练，加大能量消耗，这样，少吃多动，体重就会慢慢向下走。体重控制是一辈子的事，要终生坚持合理膳食和适量运动，任何松懈都会前功尽弃。

有些朋友可能会说，除了控制饮食和适量运动，还可以通过吃药或手术的方式实现减肥目的。这两种方式，在医学上有严格的适应证，而且有明确的副作用。像手术减肥，还可能并发吸收不良、贫血、管道狭窄等副作用，有一定的危险性，仅用于重度肥胖、减重失败而又有严重并发症，并且这些并发症有可能通过体重减轻而改善者。药物减重适应证如下：一是食欲旺盛，餐前饥饿难忍，每餐进食量较多；二是合并高血糖、高血压、血脂异常和脂肪肝；三是合并负重关节疼痛；四是肥胖引起呼吸困难或有睡眠中阻塞性呼吸暂停综合征；五是体重指数超过 28，通过 3 ～ 6 个月的控制饮食和加大运动量仍无法减重，甚至体重仍上升者。然而，儿童、孕妇、乳母、对减肥药有不良反应者等，都不可用减肥药。

所以，要减重，就要克服和克制对食物的过度欲望，同时加大运动量。这样减肥，人才会越减越精神，越减越帅或越漂亮。

说体重控制是一辈子的事，要终生坚持，这会不会太乏味啊？
对于不注重健康的人来说，会觉得乏味，想吃不让吃，想多吃不能尽兴，明明能吃20个饺子只能吃12~15个。但是要健康就要有所失、有所节制，否则等失去健康疾病来临，那时候恐怕连五个饺子都吃不下去了。

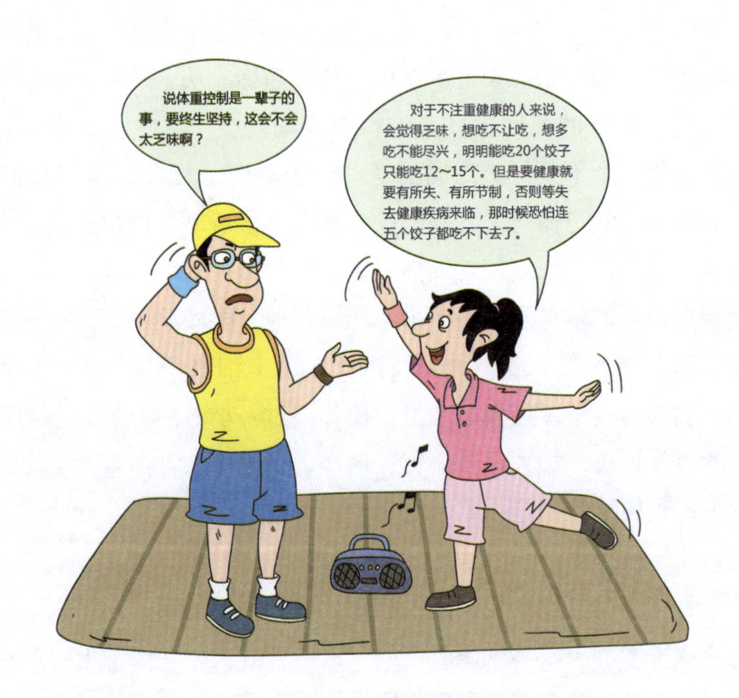

问题 66

小学生有什么减肥的办法吗?

本人 12 岁，现在读小学，因为胖，五年来一个朋友都没有。本人因为正在长身体，所以减肥办法不要过于劳累。

解答

肥胖害处很大，主要还不是能不能交到朋友的问题。实际上，肥胖并不是交朋友的障碍。一个人能不能交到朋友，在于你待人处事的方式和态度，待人是否真诚、友善、乐于助人、心胸开阔、不斤斤计较等。当然，交朋友还要考虑缘分的问题。

肥胖的害处主要在于会引起很多严重疾病，比如糖尿病、高血压等各种代谢病。而且，小孩时就肥胖，体重会难于控制。因为随着课业负担的加重，学习时间会变长，运动时间会变少，如果饮食再不节制，体重会越发上升。所以，要认识到肥胖的危害，下决心减重。另外，减肥后肯定会更帅，会更容易交到朋友，不是吗?

要减肥，无非是少吃点，多动点。早餐要吃好，但不要吃撑。吃饭要慢点，这样有了饱感身体会及时感觉到。如果吃得太快，大脑还没意识到吃饱了，胃里已装了太多食物，多余的热量就会储存起来，人就又胖了一点。午餐也一样，吃饱即止。如果上、下午上课期间觉得饿了，可以加点餐点，但不要多。晚餐不要吃太多，半饱即可。如果晚餐后要出去运动，晚饭更不能吃多了。

小学生要怎么减肥呢？
少吃多动啊，孩子要从小养成一到两项喜欢的运动，这对孩子一生的健康至关重要。这可比一门功课考得好重要得多。

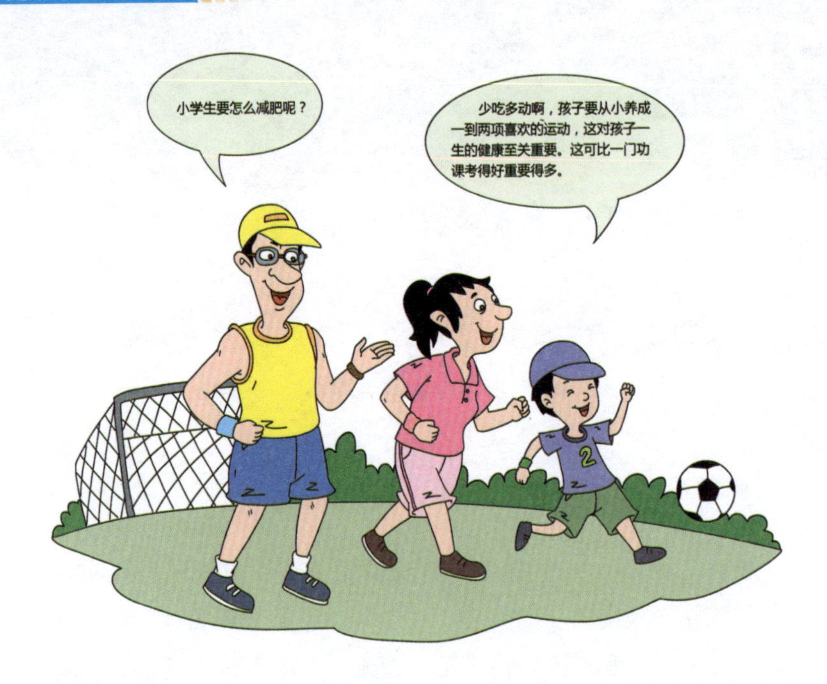

因为如果吃得太多，就要间隔一个半到两个小时才能出去运动，而太晚运动会影响休息，也不利于做作业。另外，全天有机会就多活动，体育课自然要尽情上，认真运动，其他课间时间也要出去热身活动、小跑、做操等。只有把运动融入生活、学习过程中，保持充满活力的学习、生活状态，体重才会控制好，而且多运动有助于保持好视力。小学生正在长身体，需要各种营养，饮食要多样化，不可挑食、偏食，应不吃或少吃零食。

问题 67

一岁零三个月的宝宝，体重多少算正常？7.5 千克正常吗？

解答

一岁零三个月的宝宝体重应该是多少，这和该宝宝出生时的体重有关系。一岁以内的婴儿体重有计算公式，如 1 ～ 6 个月的婴儿体重计算公式为：出生体重（公斤）+ 月龄 ×0.7；而 7 ～ 12 个月的婴儿体重计算公式则为：出生体重（公斤）+6×0.7+（月龄 –6）×0.3；这里 0.7 和 0.3 分别代表着出生后前 6 个月平均每

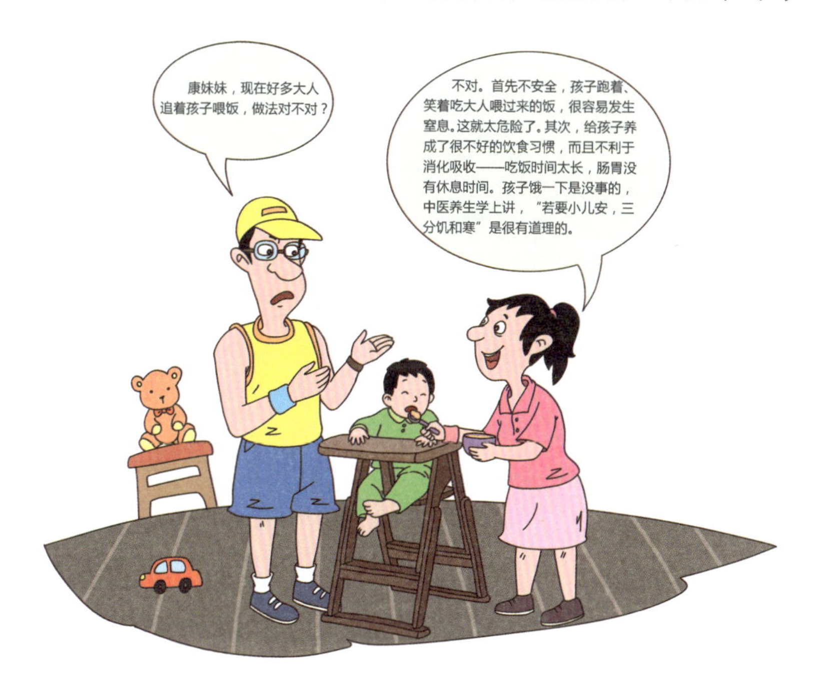

个月体重增长 0.6 公斤，而出生后第 7 ～ 12 个月体重增长开始变慢，每个月增长 0.3 公斤。明白了这个公式，可以先用 7 ～ 12 个月婴儿体重计算公式算一下宝宝 12 个月时体重应该是多少。另外，也可用另外一个公式计算，1 ～ 6 周岁幼儿体重计算公式为：年龄（岁）×2+8。您的宝宝是 1 岁零 3 个月，就是 1.25 岁，1.25×2+8=10.5（公斤）。由于同样年龄的幼儿体重波动较大，但一般在 10%左右上下波动。因此，如果您的宝宝体重为 9 公斤也属正常。但你说的仅 7.5 公斤有点瘦了，要到当地儿童保健机构查一下是什么原因。如果不是什么疾病引起的，就可能是喂养不当造成的营养摄入不足。

问题 68 怎样才能增肌减脂？

解答

要做到增肌减脂需要做三件事：有氧运动、力量训练和饮食控制。饮食控制是减少能量摄入，只有减少能量摄入，才能为后续的减脂提供便利。如果想怎么吃就怎么吃，饮食不加节制，再大的运动量都无法有效减脂。而且，我们每天的运动量也不可能都很大，太大的运动量无法坚持也容易受伤。所以，要减脂，必须节制饮食，把食量控制在够用的范围内。另外，饮食控制得好更有利于增肌。以腹肌为例，人人都有腹肌，只是超重、肥胖的人的腹肌被脂肪覆盖了。这些人如果瘦下来，即便不做任何腹肌训

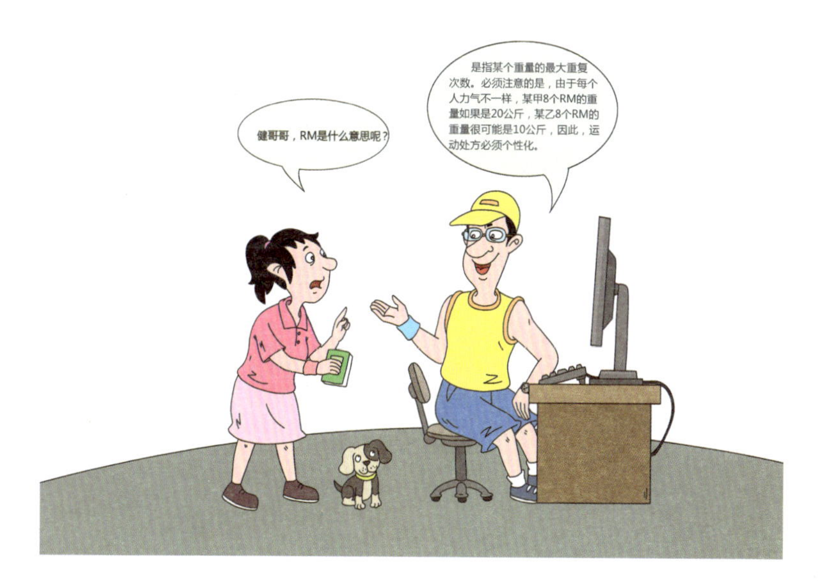

练，那几块腹肌的轮廓还是会清晰地显露出来的。如果在瘦的基础上再加强力量训练，变肌肉男是分分钟的事。所以，要增肌，先减脂。

增肌当然要进行力量训练，而且负荷要足够重。太轻的负荷只能增加肌肉耐力，就是肌肉可能重复很多次，可以工作较长时间但力量不见长。如果一个5公斤的哑铃你能挥20次，如果要进行力量训练让肌肉长粗大，你需要换8公斤的哑铃让自己只能挥6到8次（具体重量和最大重复次数要自己体会），隔两分钟再做一组，连做3～5组，肌肉就粗大了。你看建筑工人不去健身房都那么健美，那是他们的负荷够重，也够累够辛苦。如果只负责开吊车，就可能会超重、肥胖了。所以，要增肌只有一条，让自己累。

问题 69

除了健身还有什么减肥的方法?

解答

健康的减肥方法只有一种，那就是节食加运动。用药或手术，因其有副作用不能算健康的减肥方法，只能是某些极度肥胖者要减轻体重的无奈之举。正常人群只要不是过于肥胖，没有因肥胖而引起明显不良反应，就没必要通过用药或手术来减肥。

单纯运动不节制饮食，或只节制饮食不运动，这些都不属于健康的减肥方法。前者不管运动量多大，如不节制饮食，体重还

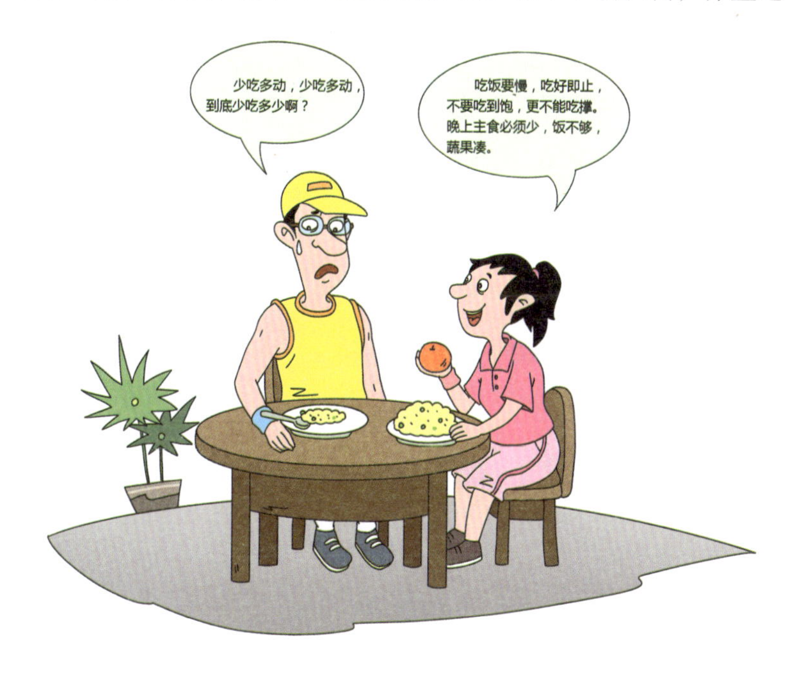

是会向上走。因为摄取能量是身体本能，这种本能非常强大，只要你不注意饮食控制，觉得运动了那么多，该多吃一些，那就完了，前功尽弃。笔者半月前跑了全程马拉松，回家太太煮了一大碗面条。我说，哪能吃那么多啊！只吃了一半，三两（150 克）左右，然后洗衣服冲凉休息。两个小时后，饿了，没事啊，饿了再吃呗。要减肥，就要少食多餐，慢慢吃饭，有点饱了就果断停下来不再吃了（甚至还没有饱感都可以停下来）。你看，跑了全程马拉松，都不可以大吃，平时做下运动，一定不要多吃。后者呢，只节制饮食不运动，当然可以把体重减下来，但体质会随之下降，容易出现营养不良等问题，甚至会引发一些疾病。所以，仅节制饮食不运动的减肥并不健康也不科学。说到这里，再讲下笔者的经历。到外地开会报到，晚上居然不安排晚饭。好吧，不安排拉倒，五点多出去跑步，不多，六公里，回到房间做力量训练，接近八点出去找饭吃，一盘菜一碗米饭。唉，忘了告诉服务员，半碗饭就够了。结果，服务员端来一小碗冒尖的米饭，还说了句，饭不够再加啊。我说，够了够了。结果，菜吃光，饭只拨出来 1/3，最多 70 克也就是一两多饭。吃完要走，服务员看到只吃那么少的饭，眼睛瞪得老大。我说，够了，不需要吃那么多。当然，晚饭必须少吃。早、午饭适当多吃些，但也不必过多，吃好即可。要知道，吃少了可以补，吃多了只能变成脂肪。

问题 70

怎样在一周内快速瘦肚子?

解答

一周内快速瘦肚子，除非肚子是一周内快速长起来的！其实，要想减掉肚子上的脂肪、赘肉，需要制订一个长期作战的减肥计划。其内容包括饮食控制、有氧运动及力量训练三部分，这样减肥不仅能减掉脂肪，还能保持身体活力，并改善身体成分，让身体肌肉更多、线条更好，人更精神，也更健康。饮食控制要在食物多样、各种营养素均衡的基础上确保总量减少。就是三餐都不要吃多，吃饭要慢。早、午餐吃到有一点点饱感就要停止进食，无论还有多少美食没有尝到或者想吃，都要通过增加蔬菜和水果的食量以增加饱腹感。当然，含糖多的水果也要少吃。晚餐必须更加少吃，不能吃到有饱感，半饱就差不多了，碳水化合物50克左右，青菜和鱼类等可适当多吃些。每天要进行中等以上强度的健走或慢跑等有氧运动。中等以上强度就是自我感觉有些吃力费劲，过于轻松的运动达不到减肥目的，太吃力的运动不容易坚持下去。因此，运动到有点吃力，再坚持半个小时左右，总时长要达到一个小时到一个半小时，才会有效消耗脂肪。另外，要减腹部脂肪，还要进行力量训练。针对腹部的或其他部位的力量训练，都会有助于减少腹部脂肪。可刻意多做些腹部健身，如在单杠上将双腿向上荡起到尽量水平的位置，再让双腿落下来，多做几次直到做不动为

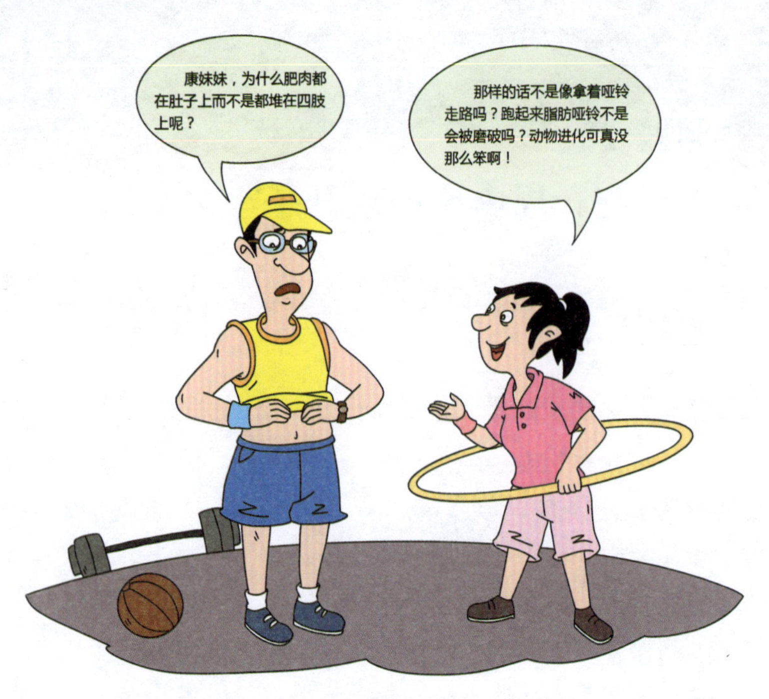

止。在单杠上荡腿减腹部脂肪效果要好于仰卧起坐，因为前者对腹肌力量要求更高。刚开始做不了几次，但正因为做不了几次，最大重复次数（RM 值）低，更有助于塑造腹部线条。如果手臂力量太差，在单杠上握不住，或腹肌力量差，荡不动双腿，就改做仰卧起坐。自己体重控制是一辈子的事，要终生坚持合理膳食和适量运动，数数一分钟能做多少下，且做仰卧起坐时不要抱头，双手要像投降一样在身体两侧挥动借力，这样更安全。

要减腹部脂肪，必须树立长期作战、终生坚持的思想，一次性地减掉脂肪，然后放肆吃喝，很不利于体重控制。

问题 71

减肥到底应不应该去健身房？

现在大多数都是上班族，我的工作因为是推销类，所以上班时间特别长，根本没有时间和精力再去健身。而且每天坐在电脑桌前，只吃不动，体重一天天上去，我还是那种喝水都容易胖的。近期想减肥，家里有跑步机，但是没有人指导，用跑步机跑步姿势不当就容易弄伤膝盖。健身房有人指导，可是没有更多的时间去运动。很是疑问到底是在家做运动，还是办个健身卡每天早上去健身房？我的作息时间：早上七点半起床，晚上十点下班。

康妹妹，我想办个健身卡练练肌肉。
你先把前两年办的那个从没去过的卡找出来再说。想健身，在家一样可以自己练。慢慢来，循序渐进。

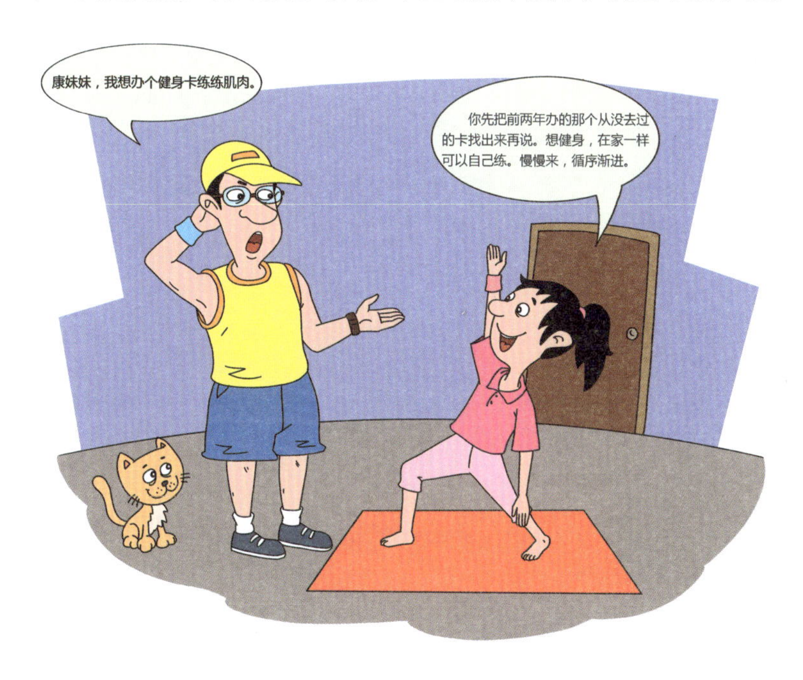

解答

对于起早贪黑的上班族来说，去健身房健身显然不现实。晚上十点下班回家，该稍作休息早点洗洗睡觉，此时睡觉比健身更重要。如果此时去健身，身体过于兴奋，造成失眠睡不好，第二天可能状态更差，更加不想运动，体重可能更增。

其实，对于上班族而言，更重要的是见缝插针地进行运动，同时必须控制饮食。在上班期间实现减肥的计划，既能提高工作效率，使头脑更灵活，同时把体重降下来，又不耽误晚上的休息，如此三全其美，岂不快哉！早餐必须吃好，但不能过多，如果午饭前半小时左右觉得饿了，说明早餐的量刚好。这时候，可以起身活动活动身体，做下力量训练。如做十几次俯卧撑锻炼下胸肌和上肢肌肉，也可在办公室备两只哑铃，做到力竭为止。此时再去吃饭，吃好即可。要知道，力量训练能让肌肉发达，而因肌肉发达而增加的体重叫瘦体重。因此，在上班期间玩下器械是没时间做有氧运动的上班族可以选择的不错的减肥方法。另外，上班再忙，也会有起来放松的时间。这时候千万不要跑去抽烟，而要找个地方快速爬楼或原地跑步，做些拉伸动作，或做两套体操。实际上，只要有健身意识，时间总能抽得出来。

第四章

关于起居、环境和心理

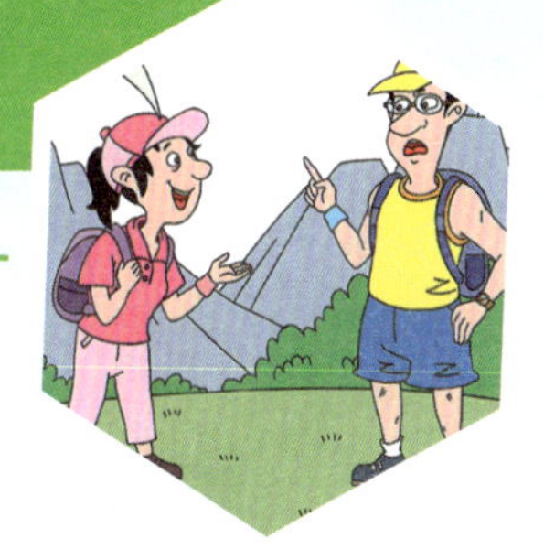

问题 72

23 岁熬夜七年多，怕自己会死但就是改不掉这个习惯，该怎么办？

解答

一般来说熬夜虽不至于熬死，但很伤身是真的。

笔者当年是儿科医生。医生是要值夜班的，夜班从下午五点半上到次日八点，这期间儿科病房的一切问题和情况都要值班医生和护士处理。要管好老病人，还要接收新入院病人。如果运气不好，病人很多，重患又多，再来两个新住院的，这一夜基本上

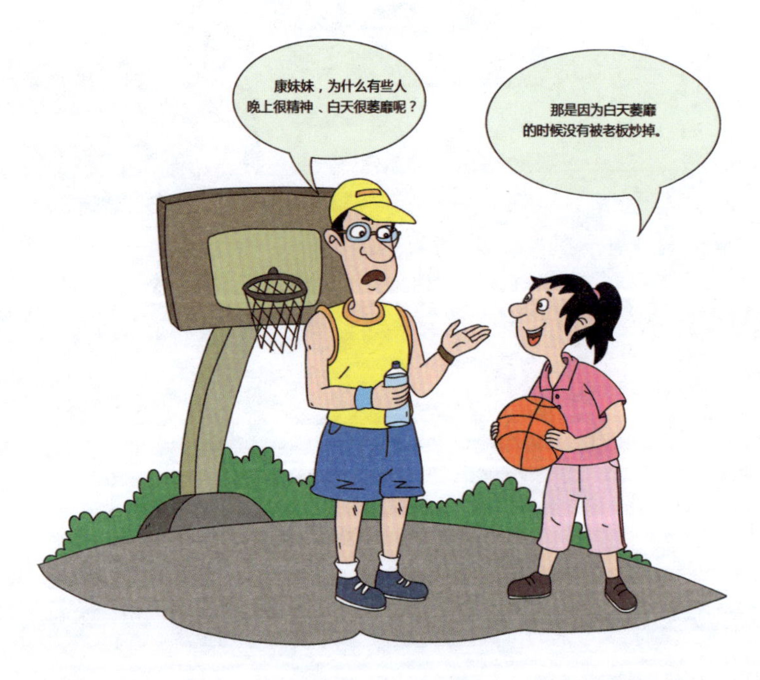

就别想休息了。第二天要全科交班，如果碰上主任查房，要忙到中午才能回家睡觉。那时候，真的觉得困死了，下了夜班，回家的路上觉得腿都是软的，人几乎会马上睡着。那可是一夜工作到天亮再加个上午啊！而且，值个夜班，那股疲劳劲儿要几天才能缓过来，但第二个夜班又到了。如此周而复始，但医生、护士们都熬过来了。因此，23 岁熬夜七年多，如果身体没有什么疾病担心会死是没有必要的，但熬夜确实很伤身体。

问题是你熬夜在做什么。如果是因为学习、考试、工作还情有可原，甚至还值得表扬。毕竟我们都要努力学习、勤奋工作，才能让自己的未来充满希望，并实现我们的人生目标。但如果熬夜是打游戏就不应该了。人生要有意义，就要对自己有所节制，对于一些没有意义的消磨时间的娱乐，应该自我控制一下。一旦沉迷，再戒需要很大的毅力。当然，有人这方面很令人钦佩，烟瘾很大，说不抽就不抽；游戏很令人颓废，说不玩就不玩。这种人也不少。因此，希望题主能冷静反思，如果是熬夜打游戏就早点戒了吧。行吗？

问题 73

上班族如何安排时间才能每天都早起、读书、跑步、冥想?

上班后感觉自己的时间不是很多，但是又不想除了上班什么都做不了，大家如何安排自己的时间呢?

解答

上班族要想每天都能早起、读书、跑步、冥想，需要合理安排和计划好一天的工作、学习和生活，要形成规律、合理起居，

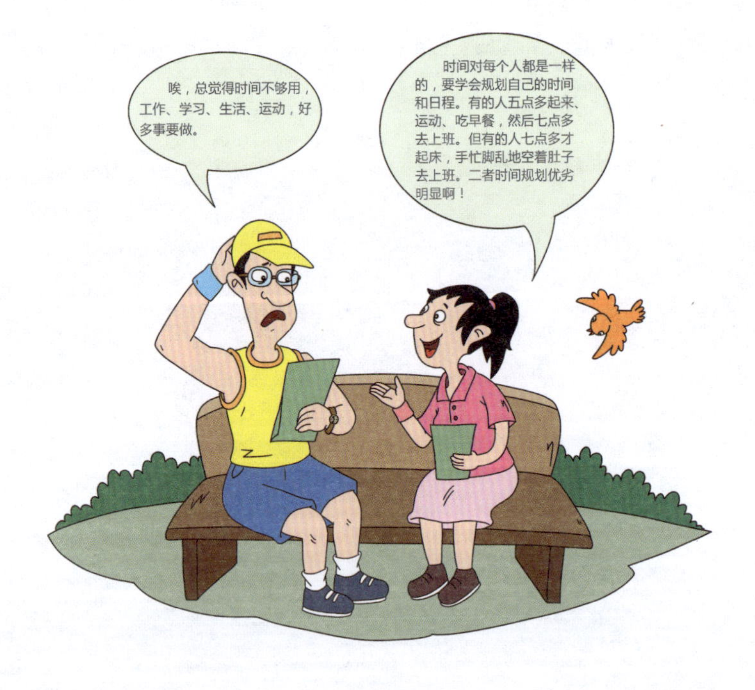

这样才能保证每天都有一定的时间用于学习和运动。如果不能形成规律，今天心血来潮起个大早、跑个步、读会儿书，晚上又熬了夜，第二天起不来，就很难做到天天早起。

一、要早起，先早睡

要想早起跑步、做运动，就要保证早睡。晚上十一点以前一定要熄灯睡觉，千万不要熬到凌晨一二点钟才睡又想早起跑步，这样折腾对身体更不好。要知道，在休息不好的情况下跑步，很容易受伤。真的熬夜了就要多睡会儿，不必再起早跑步，否则一天的状态会更差。

二、按自己的上班时间，合理安排早上的运动量

每天早上跑步多久，要按自己的上班时间和路途远近合理安排。如果时间不多，则不要跑太久，要保证跑步回来，冲凉、吃早餐、换衣服、上班，交通时间能比较从容而不是手忙脚乱。如果真的时间太紧，跑步就应安排在下班后。

三、冥想可以与跑步同时进行

冥想有益于放松身心，减轻压力。但早上时间不多，又跑步又专门安排时间冥想不太现实。其实，在跑步的过程中专注于跑步，不去想任何事情就达到了冥想的效果。跑步时要关注你的脚步，步幅要小，步频要快，同时平稳呼吸，早上要跑得舒服、跑得轻松，跑个三四十分钟即可。

四、读书要抽时间，别试图早上什么都干

要行万里路，也要读万卷书。养成读书学习的习惯无论对事业发展和个人修养都很重要。但早上时间太少，什么都干不太现实。如果早上有点时间，可以在跑完步吃早餐时，读点适合碎片阅读的书，比如唐诗宋词，或读段英语，大部头的书显然不太适合早上读。

问题 74
怎么改掉熬夜的毛病?

解答

熬夜和失眠不同。熬夜是本来可以睡，也睡得着，但由于工作、生活或娱乐等各种原因，被动地或者自己主动地不去上床睡觉。如果因为工作原因只能加班加点熬夜完成任务，这种熬夜应该说可以理解，甚至有些加班熬夜还值得称赞，比如，医务人员加班抢救病人、科研人员加班完成科技创新项目申报，或者人民子弟兵连夜抢险救灾等。这种熬夜是敬业奉献，令人肃然起敬。

怎么改掉熬夜的毛病？
这个问题恐怕只有你自己能解答。如果你熬夜玩手机游戏，你同意下班后把手机放单位不拿回来吗？

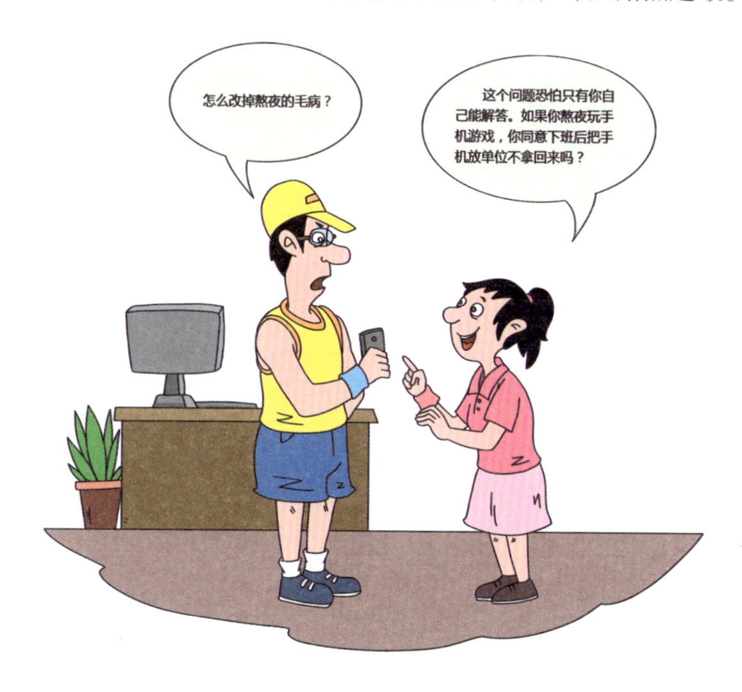

但也有一种熬夜是不被提倡，甚至是应该改掉的。那就是不顾身体健康、不顾第二天的工作或学习，沉迷于网络、游戏、麻将等不健康的生活方式。实际上网络、游戏、麻将等娱乐本身并无罪过，关键是行为者要懂得节制，学会自我约束和自我控制。熬夜对身体伤害巨大，日久更容易使身体出现各种问题。中医养生有一条原则叫“法天顺地”，就是人们的作息要顺着天地日月变化。太阳落山了，人们要回家吃饭、休息，按时就寝，子时（晚上十一点）前要上床睡觉，这样身体才会有时间休整，第二天才有精力投入工作和学习中。而且，熬夜一般会伴随久坐不动，长此以往，颈椎、腰椎更易出问题。很多年轻人颈、腰椎出问题，就是由于久坐和熬夜，又缺乏运动。年纪不大，颈椎问题大。因此，熬夜者一定要痛下决心，改掉不良睡眠习惯，莫等身体出问题再来悔改，到时就为时已晚。

问题 75

常年吸霾会不会让人体产生更强的免疫力，从而产生对人体的正能量？

解答

从雾霾的成分和形成原因来看，雾霾只会对人体产生危害，常年吸入雾霾对人体危害更大。说吸入雾霾会增强人体的免疫力，甚至产生正能量并无依据。

一、雾霾的成分及主要形成原因

1. 二氧化硫、氮氧化物和可吸入颗粒物是雾霾的主要组成成分，最后一项颗粒物是加重雾霾天气污染的罪魁祸首。颗粒物的英文缩写为 PM，PM2.5 就是直径小于 2.5 微米的污染物颗粒。这种颗粒本身既是一种污染物，又是重金属、多环芳烃等有毒物质的载体。

2. 城市有毒颗粒物来源，汽车尾气是重要原因。

3. 北方冬季烧煤供暖所产生的废气也是有毒颗粒物来源的重要原因。

4. 工业生产排放的废气。比如冶金、机电制造业的工业窑炉与锅炉，还有大量汽修喷漆、建材生产窑炉燃烧排放的废气。

5. 建筑工地和道路交通扬起的灰尘。

二、雾霾的主要危害

1. 雾霾天气易诱发呼吸道疾病，引起急性上呼吸道感染（感冒）、急性气管支气管炎及肺炎、哮喘发作，诱发或加重慢性支气管炎等。特别是小孩呼吸道鼻、气管、支气管黏膜柔嫩，且肺泡数量较少，弹力纤维发育较差，间质发育旺盛，更易受到呼吸道病毒的感染。人长时间处于雾霾中，可引起气管炎、喉炎、肺炎、哮喘、鼻炎、眼结膜炎及过敏性疾病的发生，对幼儿、青少年的生长发育和体质均有一定的影响。

2. 长期处于雾霾天气中易诱发癌症。

3. 雾霾天气易诱发心脑血管疾病。雾霾天气对人体心脑血管系统的影响也较为严重，会阻碍正常血液循环，导致心血管病、高血压、冠心病、脑溢血，可能诱发心绞痛、心肌梗死、心力衰竭等。

康妹妹，如果一个人能做到合理膳食、适量运动、不抽烟不喝酒，心态也很随和、良好，是不是就不会得癌症呢？
那可不一定。因为癌症的发生有很多原因，比如环境因素就是个重要原因，所以我们要爱护环境。
酒

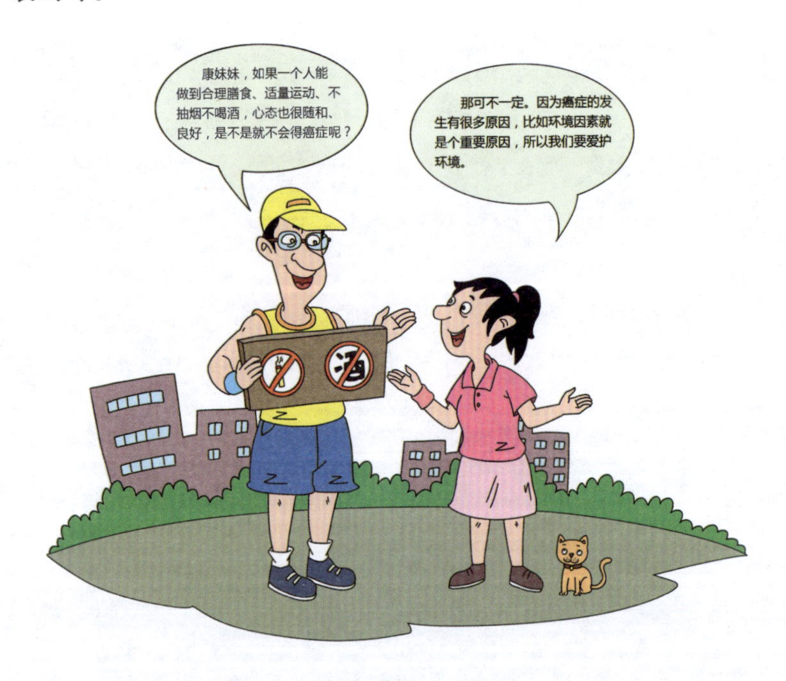

三、如何减少雾霾危害

1. 雾霾严重时戴好口罩再出门。

2. 做好个人卫生。雾霾含有各种酸、碱、盐、胺、酚、尘埃、病原微生物等有害物质，雾霾天气外出归来应立即清洗面部及裸露的肌肤。

3. 重视居室卫生。平时雾霾不重时要每天开窗换气，保证空气清新。及时打扫房间卫生，清理卫生死角，不给病菌以滋生之地。但雾霾严重时则应关好门窗。

4. 注意饮食，调节情绪，保持科学健康的生活规律，避免过度劳累，多饮水，饮食清淡，少食刺激性食物，多吃青菜、水果。

问题 76

在郊外如何选择露营地点？有什么需要注意的？

解答

露营要在野外解决吃、住、睡、安全等诸多问题，属于野外生存技能。笔者在此说说野外生存技能。

野外生存技能是人在食宿无着的山野丛林中的求生技能。灾难环境中，救援人员和受灾人员一样，也处于灾难环境中。提高救援人员恶劣条件下生存、生活的基本技能，不仅能确保救援人员

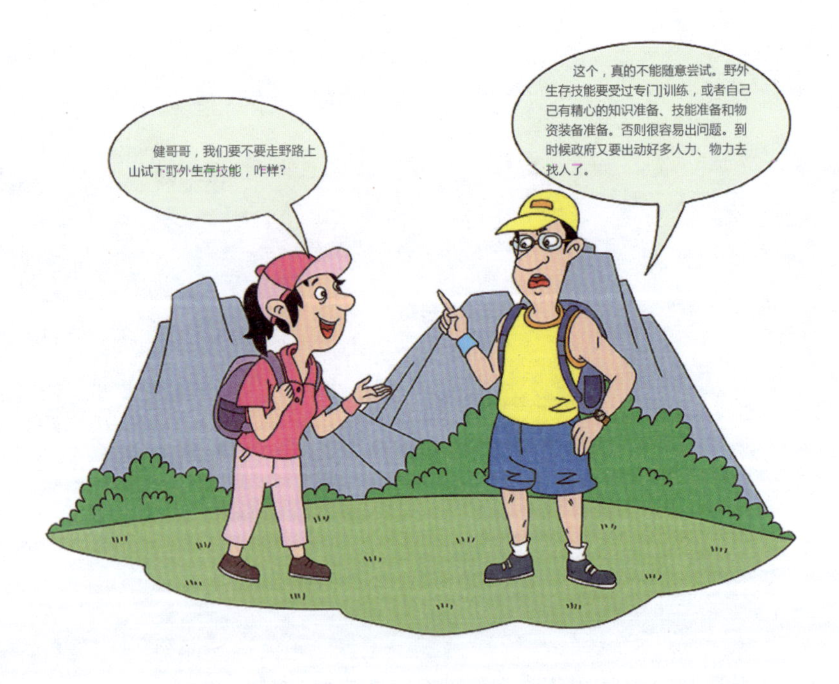

自身的生命安全，同时也能提高受灾、遇难人员的救援成功率。因此，救援人员及普通民众都应对野外生存技能有所了解。

救援人员出发前一般要备齐生活的有关装备，如水、食品、帐篷、野炊用具及防疫药品等，同时要了解受灾地点的自然环境、人文环境，并制订详细的紧急情况处理流程及人员分工计划等。但到了受灾环境中，一切都可能发生变化，各种突发突变的事情难以预料。因此，掌握野外找水、找食、找宿营地的技能是野外生存的最低要求。

一、找水

通常可依靠感官发现水源，如听到山脚、山涧、盆地、谷底的流水声，都说明离水源较近。在南方的丛林中，野芭蕉、野葛藤、五味子藤和仙人掌等植物含水量大，可用刀从底部砍断饮其汁液。但带乳浊液的藤、灌木、乔木的汁液不可饮用。

二、找食

可食用的野生天然食物包括动物、植物和菌类。可食用的昆虫包括蜗牛、虹蛾、蚂蚁、蝉、蝗虫等。可食用植物包括野果、野菜、藻类、地衣和蘑菇等，可生食或煮食。但要防止误食有毒食物。颜色鲜艳的植物有毒的可能性大，特别是果类和菌类，如不能确定是否有毒，应避免食用。

三、找宿营地

有吃有喝还要有地方休息。应尽量选择交通便利之地。要近水源的高地；要背风；要日照时间长；地面要坚硬平坦，上面不能有滚石滚木；周围不能有野兽出没；要备驱蚊虫的药水。

平时要注意野外生存技能的学习和培训，到野外游玩、旅游要注意观察周围环境，刻意训练自己的野外生存技能。

问题 77

抵抗力弱、精神总是很紧张，该怎么办？

解答

抵抗力弱是身体素质的问题，而精神总是很紧张则属于心理素质的问题，两者加起来刚好是一个人的身心健康问题。要想增强抵抗力，减少生病概率，更有效、轻松地应对工作、事业和生活压力，那只有通过运动提高身体素质。身体素质好了，面对繁重的压力才有化解的基础。很多伟人都很重视身体锻炼，古人早就说了，“天将降大任于斯人也，必先苦其心志，劳其筋骨……”因此，要想事业成功，一定要把身体搞好。

康妹妹，我一在公众面前讲话就紧张得很，怎么办啊？
早做准备啊，准备充分会减少紧张感，所谓胸有成竹嘛。平时要加强学习，加强自我训练。另外要学会自我疏解紧张情绪，比如呼吸调节啊，转移注意力啊，还有就是把观众当成小孩子，把自己当成最权威的专家，尽管观众真不是小孩子，你也真不是……

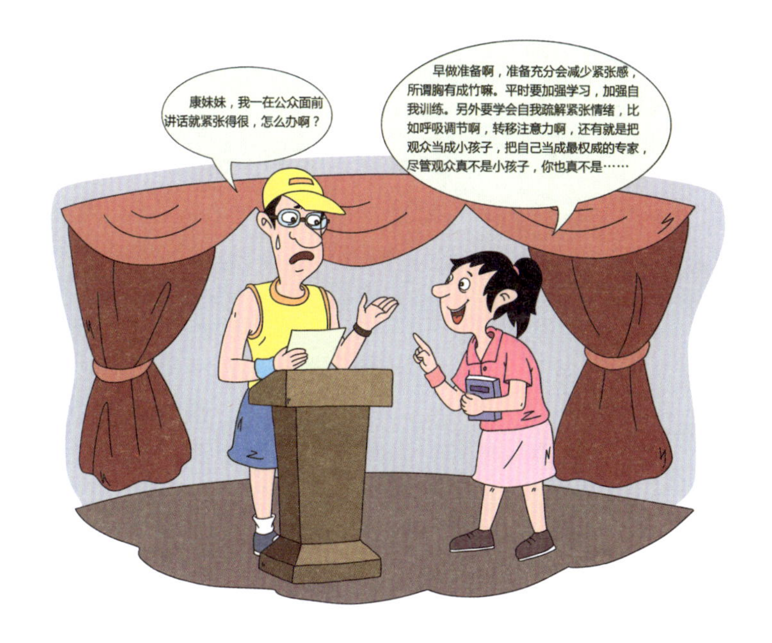

精神紧张谁都会有，适度的紧张有利于更好地完成工作，调动身体的肾上腺系统，让思维更敏锐，反应更快更灵敏。但紧张不能过度，过度紧张人就会大脑缺血，反应迟钝，做事就容易出错。所以，我们要学会认识紧张和自我疏解紧张情绪。

1. 及早发现，自我调节。紧张情绪一旦出现，要及时发现，并采取措施进行疏解。注意，疏解不是把紧张情绪完全去掉。实际上如果一个人在考试前、面试前会紧张，是没有办法让他（她）一点都不紧张的。我们要做的是让自己别那么紧张，可以和同伴说话、开玩笑，也可以自己静静地深呼吸，吸气要慢，让气流慢慢滑过气道，吸完气，停一下，再慢慢吐气，吐气的后期可以缩紧肚子，让吐气更彻底，呼吸几次后改正常呼吸。

2. 如果是发言、讲课、演讲、面试之类的紧张场合，消除和减少紧张的最好办法是做充分的准备。准备充分了，胸有成竹，就不容易紧张。

3. 平时要加强运动，可以消除焦虑和紧张情绪。

4. 培养多方面的爱好，比如读书（纸质的）、听音乐等，都有助于消除紧张情绪。

第五章

关于儿童健康

问题 78

儿子说，坐车回家的时候，有小朋友无缘无故打他，这种情况怎么办，是打回去还是忍着？

解答

这是个很难回答的问题，也是家长不好应付的问题。从问题中都能感受到家长对这种现象的无奈与困惑。这个问题不能简单地回答是打回去，还是忍着。因为这涉及两个孩子以及孩子背后的家庭教育、学校教育、社会环境等复杂问题；还涉及在孩子的教育中如何对待不利环境与逆境，如何培养孩子既要勇敢，又要适时适当地忍耐等各种问题。这些问题在这个小小的案例中都有体现，如果处理不当，就可能对无故打人的孩子以及被人无故打的孩子的成长都有不利影响。因此，家长对这种情况既不能等闲视之，也不要小题大做，而是应温和地和自己的孩子坐下来，慢慢了解当时的情况和缘由，力求弄清楚事情真相，再研究对策。

1. 如果这件事仅发生一次，而且打得很轻微，没有明显的伤害，只是小孩子之间一种任性无礼的挑衅、轻微打闹行为，家长就不要过分在意。题主要告诉孩子没什么，不必在意。权当在公共汽车上被人踩了脚，被人踩脚总不至于马上踩回去吧，这是教育孩子有时候我们要学会忍。

2. 如果这种行为不是偶然行为，而是明显有针对性的欺负行为，而且伴随索要、辱骂等行为，这就不是一般的偶然事件，而几乎可以构成校园欺凌行为了。家长对此必须予以高度重视，如果形成欺负和被欺负的关系，对被欺负的孩子心理发展和心理健康都会产生极大影响。因此，家长除了认真了解情况外，要争取和学校老师取得联系，从班级、学校、家长和孩子四个层面共同把校园欺凌行为遏制住。

3. 关于教孩子如何应对欺负现场。笔者觉得，一方面告诉孩子不能胆怯软弱，一旦被人觉得你怕了，打人者就会得寸进尺。可以让孩子学会敢于直视对方、挺直脊梁、握紧拳头，让对方知难而退。这就像成吉思汗的父亲也速该对成吉思汗说的："在面对群狼时，我也害怕，但我不让狼看出来。狼看不出来，我的马就看不出来。我的马看不出来，其他马就不会害怕。人和马都不害怕，狼就不敢攻击。"另一方面，要教会孩子学会审时度势。根据当时对方人数等情况施行缓兵之计、拖延之术想办法脱身。脱身后再向家长反映并尽快向校方汇报。要记住，要勇敢，更要智慧；要忍耐，但须有度。无限度的忍耐等于懦弱。

如果小孩在学校遭遇欺凌怎么办？
忍着肯定不行，因为对方会得寸进尺。打回去又打不过。那只好如实告诉家长和老师了。再有就是回家练下武功……
校园欺凌

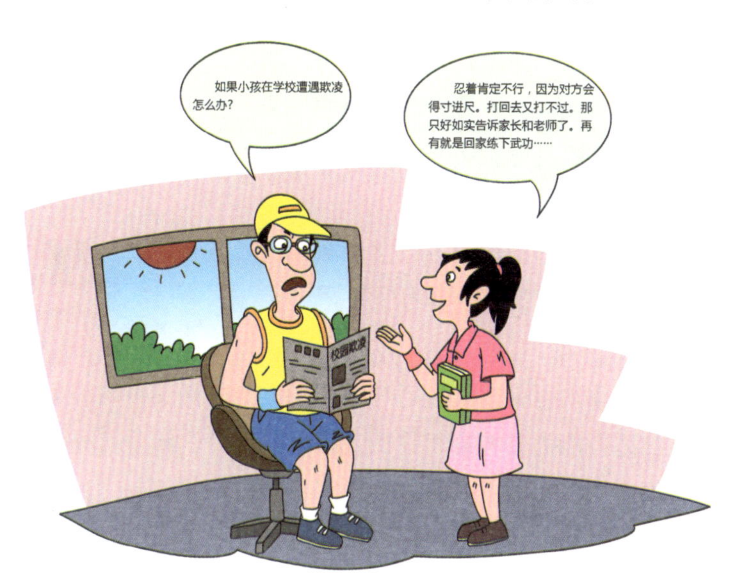

问题 79

婴儿容易生病，如何提高免疫力?

我儿子现在一岁零一个月了，十个月断的母乳，换季必发烧。尤其是最近天气炎热，开空调也是等他汗没了慢慢开。从空调屋出去也是等关空调好久后。因为觉得皮实的孩子好带，所以对他也不是娇生惯养的，但是基本的还是能保证的。不明白为什么总是生病，每隔一个多月病一次，怎么才能提高免疫力呢?

解答

如何增强婴儿体质减少生病?

出生后尚未满一周岁的孩子处于婴儿期。此期婴儿从母体得来的能抵御疾病的免疫抗体慢慢减少，而婴儿自身的免疫功能还不完善且不够强大。因此，婴儿期的孩子容易患感染性疾病，不仅发病率高，而且死亡率高。因此，加强护理、科学保育对婴儿健康成长至关重要。

一、坚持户外活动，进行空气浴、日光浴和主动、被动体操有利于婴儿体格生长和免疫力增强。

1. 户外活动

一年四季均可带婴儿进行户外活动。户外活动可增强婴儿对冷空气的适应能力并提高机体的免疫力。另外，接受日光照射还能预防佝偻病。带婴儿到户外要选择人少、空气新鲜之处，如果日光过强，可用伞适当遮盖。户外活动时间可以由每天 1 ～ 2 次，每次 15 分钟左右，慢慢增加到每次在户外停留 1 ～ 2 小时。冬季户外活动时应仅暴露面部和手部，注意身体保暖。

2. 皮肤锻炼

对婴儿进行皮肤按摩、温水浴、擦浴能提高婴儿皮肤对冷热变化的适应能力，提高婴儿抗病能力。进行皮肤按摩时，可用少量婴儿润肤霜在婴儿面部、胸部、腹部、背部和四肢进行有规律的轻柔捏握，每次 15 分钟，每天 1 ～ 2 次。7 ～ 8 个月以后婴儿可以进行身体擦浴，水温 32 摄氏度左右。等婴儿适应后，水温可逐渐降低至 26 摄氏度。擦浴时注意动作轻柔，皮肤可微红但切勿擦破。

3. 体育活动

婴儿被动体操可促进婴儿大运动的发育，改善婴儿全身血液

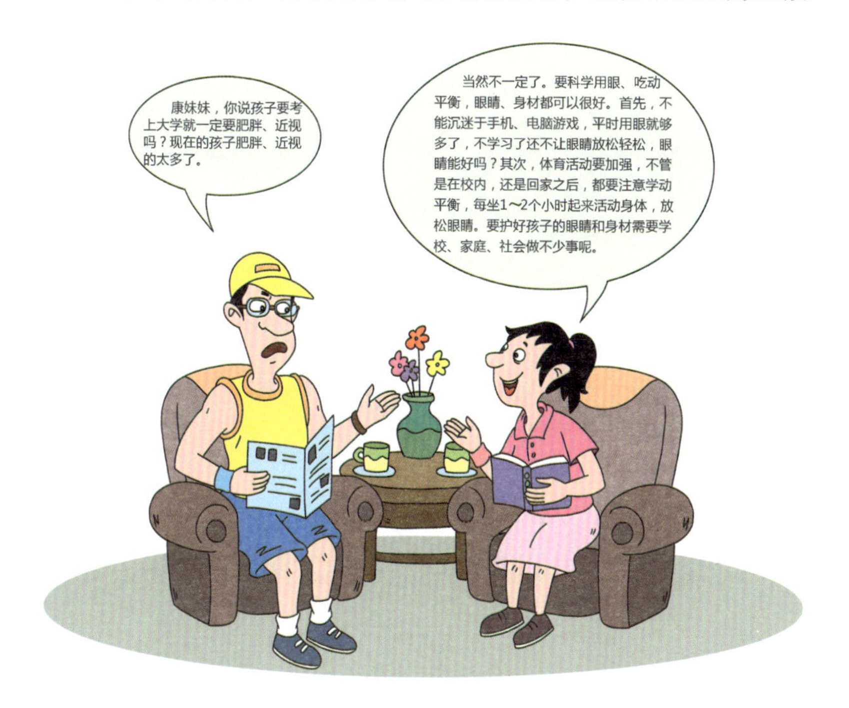

循环，有助提高抗病能力。可由成人给2～4个月的婴儿做四肢伸屈运动，每天1～2次。

对于7～12个月的婴儿可训练婴儿爬、坐、扶站、扶走、双手取物等动作。

二、按时完成计划免疫，一周岁内的婴儿应完成卡介苗、脊髓灰质炎、百白破、麻疹和乙肝等疫苗接种。

三、均衡营养和合理喂养。

婴儿期的孩子体格生长十分迅速，所需的营养物质量大才能满足其生长发育所需。但婴儿的消化功能又不完善，吃得又要多肠胃又不行，使婴儿容易发生消化功能紊乱并产生营养缺乏性疾病。所以，对6个月内的婴儿最好坚持给其全母乳喂养（可另补充维生素D和维生素K），6～12个月以后婴儿逐步添加补充食物，并注意培养婴儿良好的进餐规律和进食行为。

问题 80
妈妈感冒了，怎么避免传染给小朋友？

最近感冒盛行，妈妈怎么做才能预防传染给小宝宝啊？

解答

传染病的流行或者传播有三个条件：传染源、传播途径和易感人群。这三个条件，缺了一个，都不会把传染病传给别人。因此，要想控制传染病的流行，或者说，如果我们得了传染病，又不想传给别人，就要从这三方面注意。

康妹妹，孩子得了麻疹，还要上幼儿园吗？
肯定不能啊，万一传给别的孩子呢？

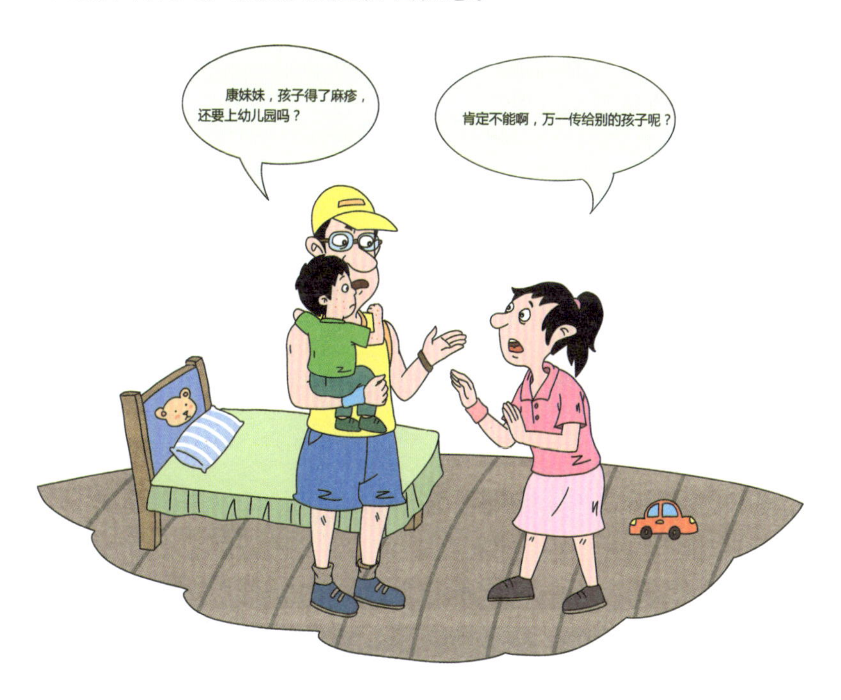

妈妈得了感冒，如果这感冒是有传染性的，妈妈就成了传染源。其实这时候不仅要注意不要传给自己的孩子，也要注意不要传给其他小朋友和其他成年人。不要和别人近距离讲话、打喷嚏或咳嗽要用纸巾掩住口鼻、乘坐公共交通工具要戴口罩等。妈妈在家与孩子接触最亲密，感冒了就要刻意“疏远”孩子了。大一点的孩子可以和他（她）说，妈妈病了，不能和宝宝太接近，太近会让宝宝也不舒服等。即便孩子哭闹着要找妈妈，妈妈也要坚持不要近距离亲密接触孩子。要知道，万一让孩子也病了，那麻烦就大了。同时，家中还要注意通风，勤洗手，必要时在家也要戴口罩。如果是流感的话，病人的用具还要进行消毒。

前面提到的易感人群，是指对某种传染病缺乏特异性免疫力的人。有些传染病比如麻疹，患者好了之后会获得很巩固的免疫力，下次接触麻疹患者，一般不会再得麻疹。接种疫苗就是让人们产生类似的免疫力。因此，在流感流行期间，体弱者要接种疫苗以保护他们不易被传染。保护易感人群的另一个措施就是改善营养、加强身体锻炼以提高身体的抵抗力。

问题 81
如何促进小孩身高发育？

解答

担心孩子身材矮小，勿忘长高三件宝。

“高富帅”第一要素就是要长得高，高高的，帅帅的，玉树临风，潇洒自信。这是众多家长的企盼和心愿。谁不想让孩子长高点呢？

可孩子的身高和很多因素有关。最重要的可能就是令有些家长无可奈何的遗传因素。有个用儿童两岁时身高预测该儿童成年时身高的公式，男童成年身高（cm）=0.545×儿童两岁时身高+0.544×（父亲身高+母亲身高）×0.5+37.69。女童成年身高预测公式把男童公式最后的数字换成25.63即可。如果家里刚好有两岁或快到两岁的幼儿，不妨预测一下孩子未来的身高。高了固然高兴，不太高也还有儿童长高三件宝尽可能补救呢。就算真的不太高，也不影响孩子的未来。你看拿破仑也不高，那事业和气概有几人比得上呢？对了，马云也不高，牛得很！

孩子长高的三件宝，相对应的是儿童身材矮小的三个原因，即睡眠不足、运动不够和营养失衡。晚上10～12点是儿童生长激素分泌最旺盛的时间。如果为了孩子的学业或课外兴趣，或由于对孩子疏于管教而让其沉迷于游戏而不加制止，则孩子长高的时间无法保证，自然影响身高的增长。同样由于上述原因，或由于家长本身对运动兴趣不大，儿童运动时间太少，日晒时间不够，对骨骼生长刺激不够，也无法促进儿童长高。此外由

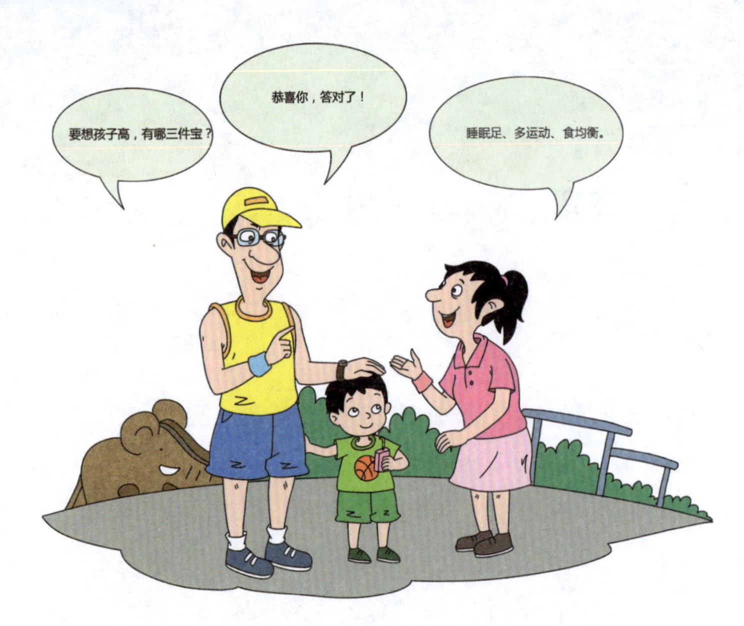

于部分家长对孩子的日常饮食管理或关注不够，孩子吃油炸食品、汉堡、薯条等高糖、高热量食物过多，五谷杂粮摄入过少，引起饮食结构失衡，促进儿童身高发育成长的钙、铁、锌等营养素摄入不足，身体长高也会大受影响。所以，要想孩子身材高，家长要抓住睡眠足、多运动、食均衡这三件宝，从而让孩子有更多长高的机会。

儿童不高，还要去除疾病因素。有些疾病会引起儿童生长发育受限，身高会低于同年龄、同性别儿童太多。比如宫内发育迟缓、垂体性侏儒、甲状腺功能低下、体质性青春期延迟、家族性身材矮小、性早熟及染色体疾病等。如果怀疑孩子身高比同龄儿童差不少，要到医院进行检查以排除疾病因素。对于不是疾病引起的身材矮小，必要时可在医生指导下用生长激素治疗，最终会改善身高。身高正常的儿童也要定期到医院做体检，以观察身高增长速度及其他生长发育情况。这里要特别强调，家长不可因为孩子身材矮小而让孩子吃大量补品。抓好三件宝，胜过吃补药。

问题 82
孩子得了手足口病，还上学吗？

解答

手足口病是一组由肠道病毒引起的急性传染病，多发生于10 岁以下的婴幼儿身上。以手、足、口腔等部位皮肤黏膜出现皮疹、疱疹和溃疡为典型表现，绝大部分患者病情温和，病程自限（就是疾病会慢慢好），预后良好。水疱和皮疹通常在一周内消退。但也有少数病例病情进展迅速，在发病 1 ～ 5 天出现脑膜炎、脑炎、脑脊髓炎、肺水肿、循环障碍等严重表现。极少数病例甚至病情危重，可致死亡。有些病例即便存活也可能留有后遗症。

健哥哥，小孩发烧是不是热度越高病情越重啊？
这个真不一定。有些小孩发烧很厉害，39度或40度，很吓人，但实际上病情并不重，精神也很好，甚至玩耍如常，这种情况到医院处理一下，热度退了病会很快好的。但也有的孩子虽然热度不高，但精神状态很差，萎靡不振的，又不想吃饭，这个就要注意了，抓紧去医院看看。小孩发烧的原因很多，要先查明原因，明确诊断，再进行针对性处理。

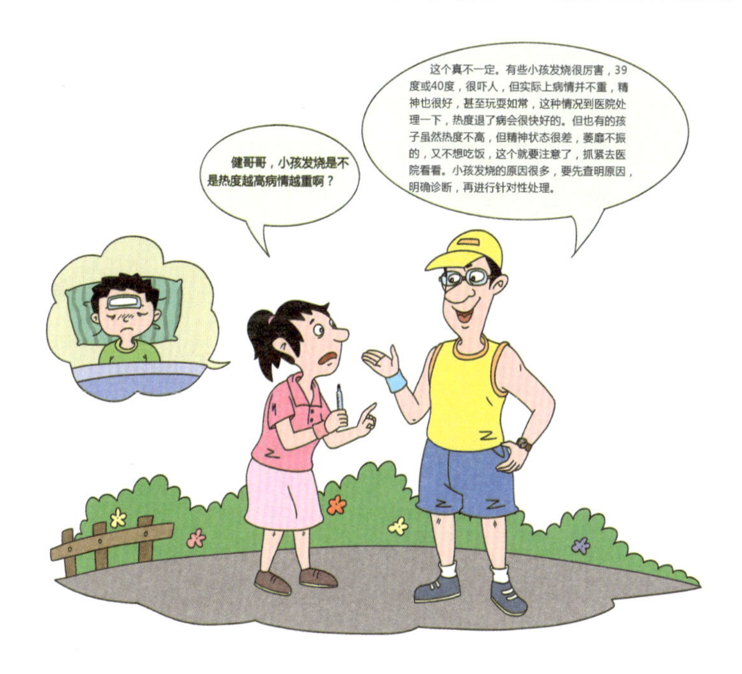

此病既然是传染病，就需了解传染病的流行特征。为什么人们接触了传染病人会得上同样的传染病，而接触了高血压患者却不会得高血压。因为传染病都有病原体、有传染性，而且感染后可获得对该种病原的免疫力（但这种免疫力的持续时间，不同的传染病长短不一，如果持续时间短，病好之后有可能再得这种传染病）。传染病要传给别人，必须具有传染源、传播途径和易感人群，这三点缺一不可。孩子得了手足口病，就成了传染源，就可能把病毒传给别人（包括大人）。这种病的传染性以病后一周最强，患者排毒期较长，传播途径复杂，传播速度快，控制难度大。在流行期间，常常发生幼儿园和托儿所集体感染及家庭聚集发病。所以，为了对他人的健康负责，得病的孩子不能上学。如果病情轻微，不需要住院治疗，应在家中隔离，直到体温正常、皮疹消退及水疱结痂，一般需两周时间。但在家期间，应密切观察患儿病情变化。如果出现以下情况，须立即就医：一是出现持续高热、体温在 39 摄氏度以上，常规退热无效的；二是出现精神萎靡、呕吐、易惊、肢体抖动、无力、站立不稳等；三是出现呼吸异常，呼吸增快、减慢或节律不整；四是出现出冷汗、四肢发凉、心率增快、皮肤花纹等循环障碍表现。

手足口病传播途径多，主要经粪、口传播，也可经呼吸道飞沫传播。患者的粪便、呼吸道分泌物及患者的疱疹液中都含有大量病毒，如果接触了患者污染过的手、日常用具、衣物都可造成感染。因此，患儿所用物品必须彻底消毒，一般用含氯消毒液浸泡及煮沸消毒。不宜蒸煮或浸泡的物品，可置于阳光下暴晒。患儿粪便需经含氯的消毒剂消毒两小时后再行倾倒。

问题 83

小孩子生病动不动就输液好不好？

解答

小孩子生病动不动就输液当然不好。要知道“是药三分毒”，打针吃药能少则少，能免则免。只有在确实有必要的情况下，才应在医生的指导下合理用药。

《中国公民健康素养》指出：避免不必要的注射和输液，注射时必须做到一人一针一管。

健哥哥，我刚吃了几颗胶囊，好像黏在食道上了！
赶紧喝水啊，站起来，一会儿会下去的。吃药也有姿势的，要站着或坐着，不能干吞药片，至少要用100毫升温水送服，而且吃完药不要马上躺下。

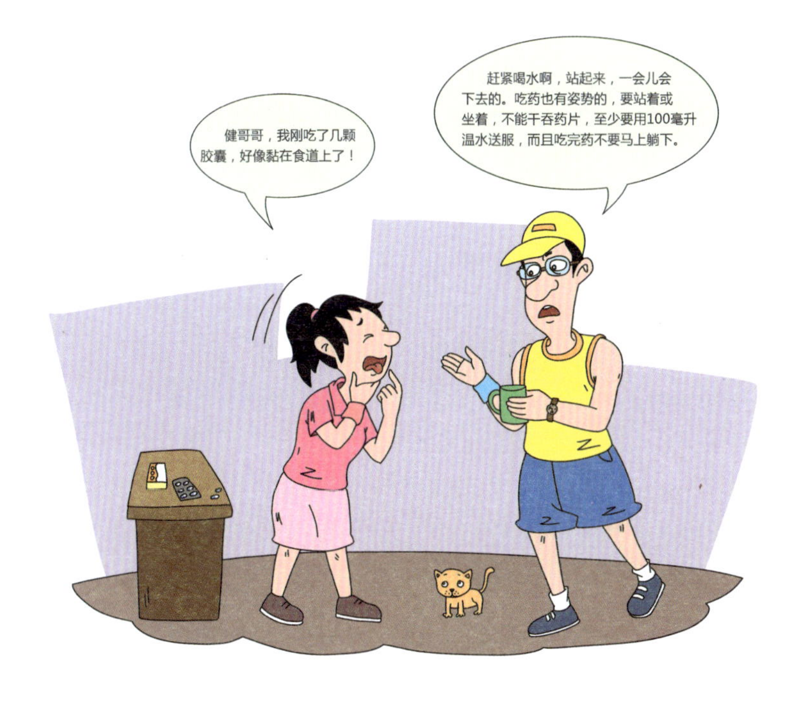

“是药三分毒”，任何药物都不能滥用，要在医生指导下合理规范用药。不同的给药方式各有其优缺点。输液主要用于危重患者或特殊患者的治疗，虽见效快，但由于是将药物直接输入血液，不良反应发生率和严重程度要远远高于其他给药途径，严重者可导致休克，甚至死亡。因此，一般患者不必冒严重不良反应之风险而滥用输液。肌肉注射时药物吸收虽较输液慢，但比口服快，缺点是引起局部疼痛等反应。口服是最常用、最安全、最方便、最经济的给药方法，起效虽相对较慢，有些药品也会引起胃肠道不适等反应，但相对较轻，也相对易于处理。选择给药途径应遵循国际公认原则，即根据病情能口服的不注射，可以皮下或肌肉注射的不静脉注射或输液。作为患者，或者患者家属，要配合医生对患者进行合理的治疗方案选择，不可为了让患者好得快而执意要求医生为患者开输液处方。当然，医生也不应无原则地乱开输液处方，不能因为患者或某家属有要求而不顾用药原则。

第六章

关于亚健康及部分疾病

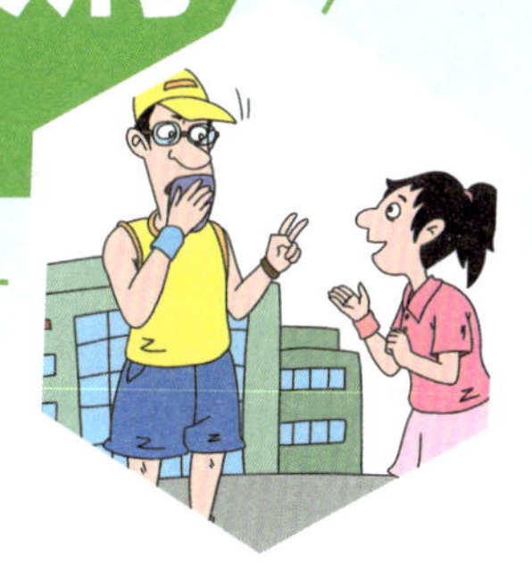

问题 84

今年 27 岁就容易疲劳怎么办?

解答

容易疲劳是病吗?

疲劳，在医学上并不是非常具有特异性的疾病症状，没有特异性是指并不能根据疲劳去断定某人有什么病。但是疲劳确实是一些疾病会出现的症状，比如贫血就会出现容易疲劳的症状。因此，如果病人因为疲劳或者除了疲劳还有其他症状来医院就诊，医生会通过问诊、身体检查，必要时还要做些血尿便甚至设备检查，以排除其他病理性的疾病。

如果能确信已排除病理性的疾病，但“病人”仍然诉说容易疲劳，这可能要从当前都市人容易出现的亚健康状态来考虑。提到亚健康，就不能不提到健康与疾病。实际上，健康与疾病之间并没有明确的界线，健康与疾病可以相互转化。也就是说，一个人觉得自己很健康，实际上他（她）可能有自己并没有感知到的疾病问题正在滋长；一个人正在患某种病，这种病可能正朝着健康的方向恢复。另外，在健康与疾病之间还有一个第三种状态，即亚健康状态，这种状态是一个人身心情感方面处于健康与疾病之间的健康低质量状态和体验。处于这种亚健康状态的人，并没有疾病症状，或者感觉很轻微，但实际上在病理上可能已有改变，只是还不能通过医学手段检查出来。亚健康状态的表现很复杂，常见的有容易疲劳、易感冒、稍微活动就觉得累、食欲不好、头痛失眠、焦虑、人际关系不协调、家庭关系不和睦、性功能障碍等。

亚健康状态既然处于健康与疾病的中间地带，那么就有两种发展方向，恢复健康或者走向疾病，这取决于亚健康人们的自我保健措施和自身抗病能力。如果这些人不对亚健康问题采取任何应对手段，则亚健康必然走向疾病；但如果这些人能对亚健康问题予以认真考虑并自觉采取自我保健或生活方式调整，亚健康就会朝健康方向转化。因此，处于亚健康状态的人们一定要关注自身健康，并通过如下措施调节生活和工作方式。

一、无论多忙，都要给自己预留减压时间

一般来说，无论每天多忙，都不至于抽不出一两个小时的时间用于给自己的大脑和身体放松一下，做下运动或放空下自

健哥哥，你要减肥了，都快成油腻男了！
嗯，现在开始合理膳食、适量运动、按时就寝，戒除烟酒、远离不健康饮食，把体重减下来！

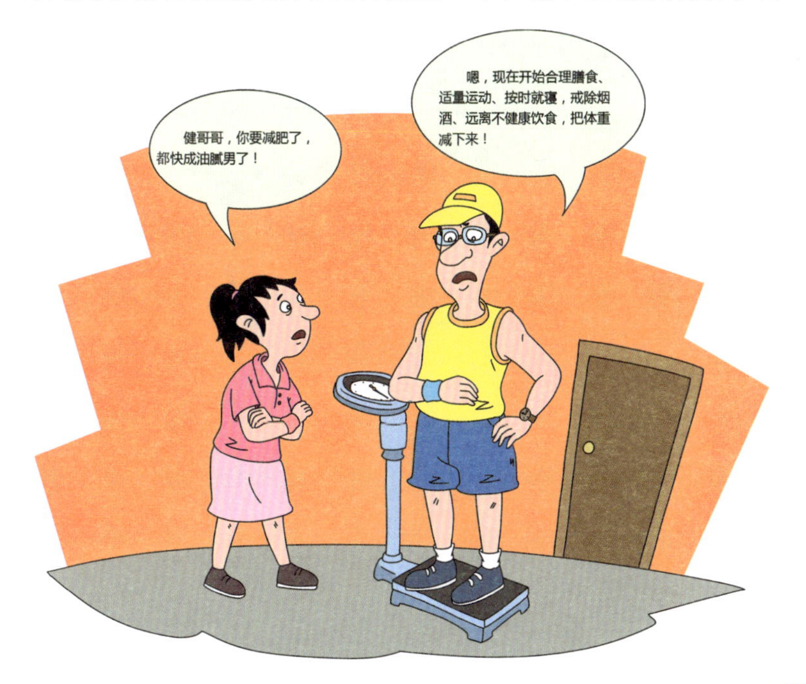

己。抽不出时间，更多的是缺乏主动休息和减压休整的意识，神经一直紧绷，这会使身心处于过度应激状态，时间久了必然出现身心疾病。

二、运动是健心减压的良方

运动不仅能强身健体，降糖、降血压、减肥消脂，还有消解不良情绪、疏缓压力的巨大功效，人们在运动的过程中自然地宣泄不快、释放压力。

三、调整饮食结构，保持膳食平衡

饮食要多样，以谷类为主，不可以肉代谷；多吃蔬菜水果；平时注意补水，不要等渴了再喝水，不能因为忙起来怕去厕所而少喝水，要养成不渴也要喝水的习惯。适当补充维生素和矿物质，但不可过量。不能希望通过服用保健品来恢复健康，健康的生活方式是最好的保健品。

四、克服不良生活方式

克服不良生活方式，如抽烟、酗酒等，不能依靠这些不良生活方式来疏缓压力。

问题 85

心率快有什么需要注意的？如何改善？

解答

由于儿童心率和成人心率的正常值并不在同一范围内，年龄越小，心率越快。因此，题主所说的心率快笔者暂理解为是指成人心率。

正常成人在安静、清醒情况下，心率范围是每分钟 60 ～ 100 次。如果成人心率超过每分钟 100 次，则为心动过速；心率低于每分钟 60 次则为心动过缓。心率快如果达到心动过速即超过每分钟 100 次的程度，不一定就是心脏有问题。正常人在运动、紧张、

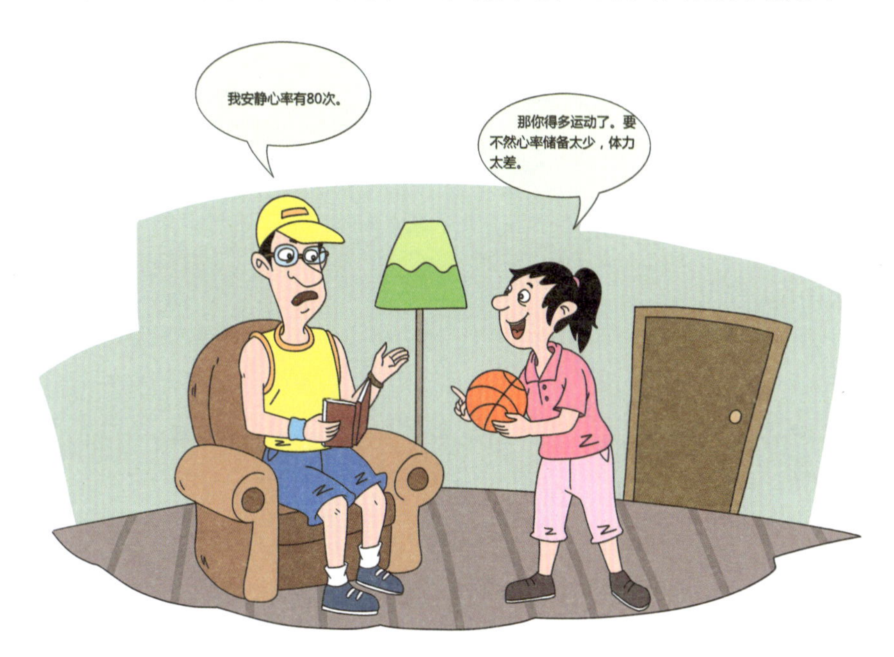

饮酒、喝茶和咖啡时都会心率加快，孕妇心率也会加快，这都属于正常反应。但是心率超过每分钟 100 次也有些原因是属于病理性，比如心律失常、心脏神经官能症、心力衰竭等心脏问题，或者由于甲亢、贫血、发热、低血糖等全身问题。因此，心率快要自己先排查是否属于生理性。生理性的就不必紧张。如果没什么生理性原因，则需留心观察，必要时到医院检查。

另外，也有人心率偏快但没有超出每分钟 100 次的正常范围，比如在每分钟 80 次左右，这类人不能算心动过速，其原因有可能和平时运动不多、体质偏差有关。加强运动，会使安静心率降下来。运动员或者经常运动的人，安静心率都会比较慢，就是因为运动强化了心功能，心脏不需要跳太多次就能满足供血要求。这类人的心率储备好，需要体力时心率可耐受范围大。不运动的人平时心率就快，如果和平时运动的人上升相同幅度的心率，则会心跳得厉害，继而使身体无法承受。平时心率每分钟 60 次的人，登山如果心率上升 60 次达到每分钟 120 次时，平时心率每分钟 80 次的人，则已上升到每分钟 140 次了，后者心率再上升的空间已很小。这就是我们平时要多运动让自己安静心率低一点的原因。

问题 86
得了子宫肌瘤有什么症状?

解答

子宫肌瘤是女性生殖系统最常见的良性肿瘤，通常 30 ～ 50 岁妇女多见。据统计，至少有 20% 的育龄妇女有子宫肌瘤。但由于患者多半没有症状或很少有症状，因此，实际患病率可能更高。

子宫肌瘤的病因目前不明。其症状也并不特殊，一般妇科常见病的症状如子宫出血、白带增多、疼痛及不孕等，也常是子宫

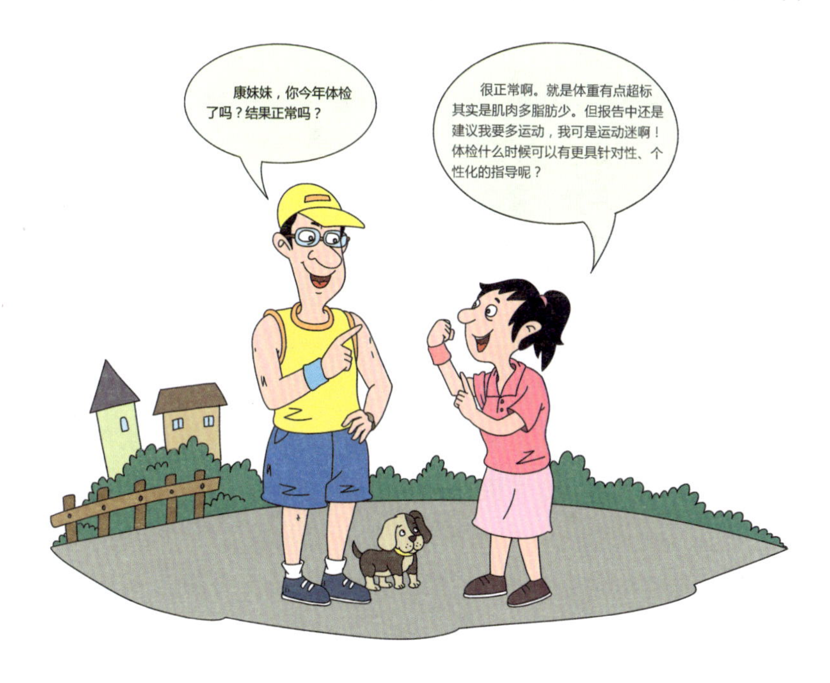

肌瘤的症状。因此，不能出现以上症状就认为是子宫肌瘤，具体原因和诊断要到医院做详细检查。

一、子宫肌瘤常见症状

（一）经量增多及经期延长

一般瘤体较大时出现此症状，如合并坏死感染时，可能有血性脓样排液，长期经量增多会继发贫血，出现乏力、心悸等症状。

（二）下腹包块

包块，就是肚子里摸出有个包（肿块）。瘤体较小时是摸不到包块的。瘤体逐渐增大，大约有怀孕三个月那么大时，才可能触摸到。巨大的黏膜下肌瘤甚至可从阴道口脱出于阴道外。

（三）白带增多

如果合并感染，可能有大量脓样白带。

（四）压迫症状

子宫肌瘤在子宫中处于不同的部位，会压迫到不同的子宫邻近器官。因此，也会因为压迫的器官不同，而出现不同的表现。压到膀胱会引起尿频、尿急；压到直肠会出现便秘和下腹坠胀不适；压迫输尿管会出现肾盂积水。

二、子宫肌瘤的治疗

子宫肌瘤的治疗，要根据患者年龄、生育要求、症状和肌瘤的部位、大小、数目等全面综合考虑。

无症状的肌瘤，一般不需治疗，特别是接近绝经期的妇女，因绝经后肌瘤多可萎缩或逐渐消失。可 3～6 个月随访一次。

药物治疗多适用于症状轻、接近绝经期或全身情况不宜手术的患者。

该病手术适应证：1. 月经过多继发贫血、药物治疗无效；2. 严重腹痛、性交痛或慢性腹痛，或有蒂肌瘤扭转引起的急性腹痛；3. 有膀胱、直肠刺激症状；4. 能确定肌瘤是不孕或反复流产的唯一原因的；5. 肌瘤生长较快，怀疑有恶变的。

三、得了子宫肌瘤可以怀孕吗

由于肌瘤直接影响精子进入宫腔，并不利于孕卵着床，因此，子宫肌瘤患者不仅不孕发生率高，而且怀上后自然流产发生率也高，可达20%左右。因此，有肌瘤的妇女要到医院检查，并进行评估。如果瘤体小，不影响怀孕，可于妊娠后进行随访观察；如果瘤体较大，则需先通过手术剔除子宫肌瘤，半年之后再考虑怀孕。

问题 87

越来越多年轻人得癌症了？年轻人如何远离癌症？

解答

年轻人如何防癌？

写下这个标题，是因为有网友做了这样的提问，“越来越多年轻人得癌症了？年轻人如何远离癌症？”这个问题并不容易准确回答。因为癌症有很多种，有的癌症中老年人得的多一些，有的年轻人得的多一些，甚至有的癌症主要是少年、儿童才得，成年人很少得。另外，全球癌症患病人数都呈上升趋势。这不断增加的癌症患者中，自然会使年轻人的患癌人数增加。因此，有年轻人发出“越来越多年轻人得癌症了？”这样的疑问和问题也并不奇怪。因为，毕竟是有一些年轻人得了癌症并过早地离去。

对比一下中国儿童与全球、美国和日本儿童的恶性肿瘤发病率可以看出，中国、全球、美国和日本儿童的恶性肿瘤发病率分别为 6.9/10 万、8.8/10 万、16.5/10 万、10.6/10 万。中国儿童恶性肿瘤的发病率低于世界平均水平，且明显低于美国和日本。但这并不等于我们可以对少年、儿童及年轻人的癌症预防问题掉以轻心。恰恰相反，由于癌症的很多病因和患癌危险因素在生命早期已经存在或已经开始发展，因此，对儿童、少年的癌症预防必须加大力度，以使祖国的“八九点钟太阳”能朝气蓬勃地升起并能一生享受健康快乐。

儿童恶性肿瘤的发生有如下四个因素。

一、环境因素

环境因素是人类恶性肿瘤的主要危险因素，有70%～80%的恶性肿瘤与环境因素直接或间接有关。这些因素包括化学因素烷化剂、多环芳香烃、亚硝胺类、金属元素类、矿物类和生活嗜好物如香烟、槟榔等。所以，少年、儿童不可沾上抽烟恶习，已经开始抽烟的要尽早戒除。引起少年、儿童得癌的物理因素包括辐射和紫外线等。各种放射污染，只要达到敏感阈，就几乎会在所有组织器官诱发癌症！吸烟也具有放射性，对放射致癌机制有影响。另外，病毒、霉菌、寄生虫等感染也与人体罹患肿瘤关系密切。

康妹妹，今晚去吃烧烤不？已经一天没吃了。
啊！你想天天吃烧烤啊。不要了，以后要实行健康生活方式，合理膳食、适量运动、多在家吃饭、少在外应酬。

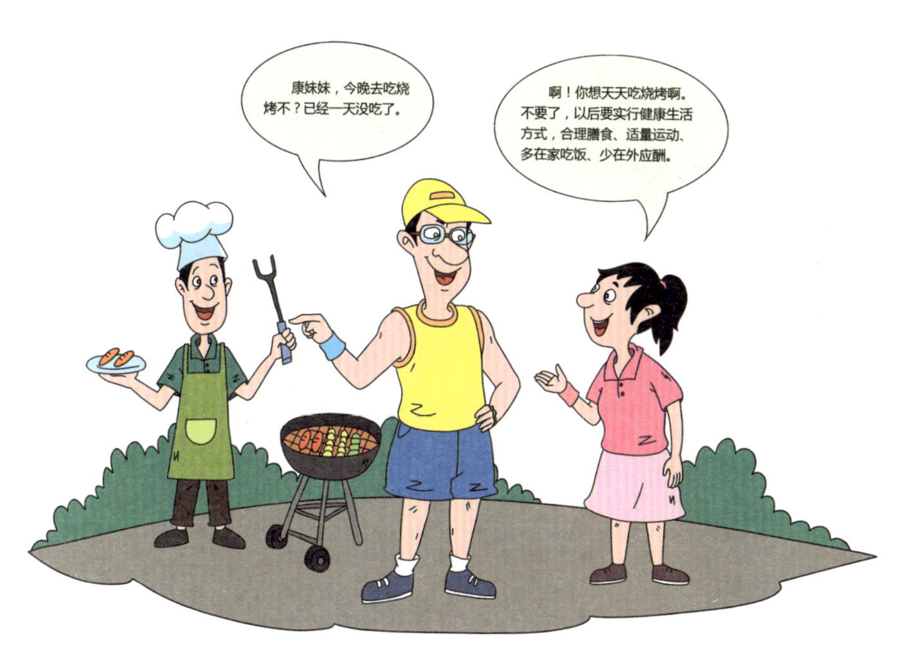

二、遗传因素

有些癌症有家族聚集性，如食管癌、乳腺癌、鼻咽癌等。

三、生活方式与行为因素

吸烟、饮酒与多种癌症发病密切相关，而且开始吸烟越早、烟龄越长、吸烟量越大，发生肺癌的危险性越大。

膳食结构不合理也是重要的致癌因素，如新鲜蔬菜、水果食用太少，精制、缺少纤维素的食物摄入太多，喜食烟熏火烤、油炸食物等，都与一些消化道癌症如胃癌、结肠癌等有关。

四、个性心理特征和个人性情

有些人的性格特点就容易得癌症，这一点尤其应引起有这种性情的人注意，并要注意情绪的适当疏解和适当宣泄。有种行为叫C型行为，其特征是：表面合作、协调、姑息、谦虚，但实际上内心不服；表面顺从、忍耐、回避矛盾、愤怒不外泄，但实际上内心十分压抑不满，易生闷气。这种人由于长期压抑愤怒，会使自己的免疫能力下降，并使机体产生能杀死癌细胞的细胞（NK细胞）的能力下降。试想，专门用来对付癌细胞的士兵少了，身体会怎么样呢？所以，了解自己的性情，并适时、适当、适度地进行自我情绪调节，真的大有必要哦！

五、异常症状及时排查

如果发现以下异常症状请尽早到医院进行排查：腹部有肿块、淋巴结持续肿大、造血系统有一系以上的改变、有定位神经系统体征、突眼、阴道流血或肿块、单侧膝或肩关节痛或肿胀等。

问题 88

很多患者得了高血压自己却不知道，高血压如何早期预防？

解答

高血压那些可怕的并发症，你真的不在乎吗？

高血压是种后果可以非常严重的疾病。之所以用“可以”两字，是因为如果防控得好，个人很注意高血压的预防，或者得了高血压后注意生活方式的调整及规律服药，高血压可以得到很好的控制，那些非常危险的并发症可以不发生。遗憾的是，老百姓对高血压知识知之甚少，从而让高血压发病率居高不下，甚至不断攀升，这实在是令人感到悲哀之至。当高血压那些可怕的并发症依次出现时，患者及其家属才开始倾家荡产地往医院送钱。最终结果大家都知道了，人财两空。所以，平时一定要了解、学习高血压知识，做到防患于未然。已经得了高血压的也不必着急，只要坚持规范治疗，完全可以带病正常工作、学习和生活。

一、高血压的主要诱因

（一）平时吃菜太咸

虽然有些人吃得很咸但血压并不高，但这是特例，是个体差异，就像有些人怎么吃都不胖一样。这些人先天就这基因，我们比不了。我们所看到的是，不同地区，吃盐越多，高血压患者就越多。而且，吃得越咸，血压越高。因此，健康素养中提倡要少吃盐，每天只吃 6 克盐。但目前国人吃的盐基本是 6 克的两倍，血压不高才怪！吃盐多，必多喝水。盐和水一多，吸收入血后血容量就增多，血管容量有限，但一个劲往里装盐水，血管里压力能不高吗？给单车打气摸着差不多就不打了，继续打十几下会怎么样呢？爆血管！

（二）肥胖，体重超标

体重指数越高，发生高血压的可能性越大。尤其是那些大肚子的腹型肥胖，大啤酒肚最危险。

（三）精神应激压力太大

从事紧张工作的人高血压发病率高，比如大巴司机。我们不能只是给那些开车时发病，在生命最后一刻把车停好的司机点赞，更重要的是唤起有关单位和部门采取措施，对大巴司机多关

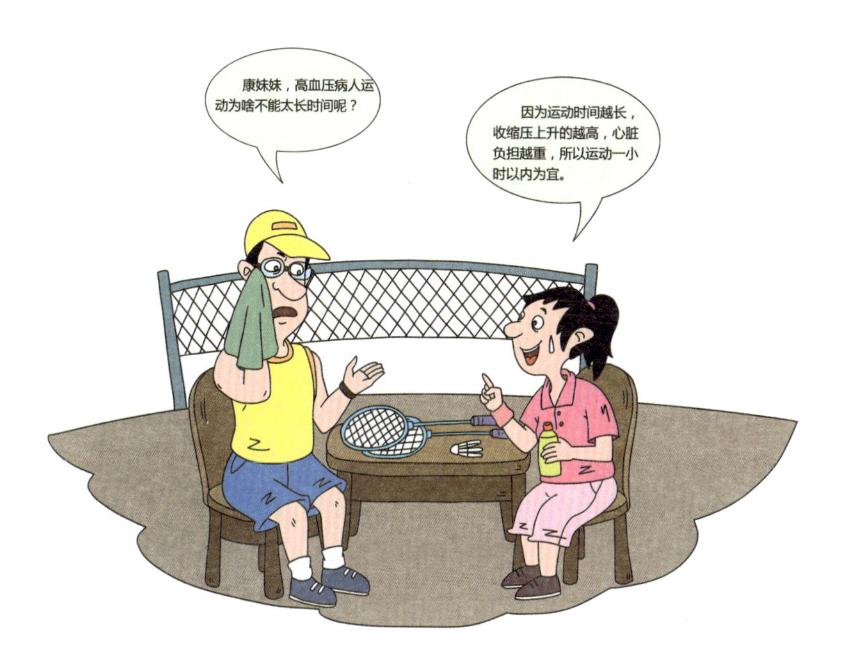

心。从事脑力劳动的人群高血压发病率也高，这些人很多是国家的科技精英人才，也应该得到更多的健康和关爱。

（四）先天就有高血压倾向

比如父母双方或一方有高血压，子女千万不可觉得，反正我爸妈都是高血压，我还注意什么？！恰恰相反，就因为你有高血压遗传倾向，就更要注意饮食清淡、多多运动。

二、高血压症状

有人说，高血压是沉默的杀手。这是因为高血压会不声不响地发病，起病缓慢，而且慢慢来，你什么症状都没有，血压就已经上来了，多阴险！所以，为什么要每年量一次或两次血压呢？很多高血压是体检时发现的。当然也有人有症状，如头晕、头痛、颈项紧张、疲劳、心悸等，但这些症状可以自行缓解，缓解了患者又不当回事了。有些患者病情可能进展迅速，低压持续超过130毫米汞柱，并有头痛、视力模糊、眼底出血、肾损害等，病情进展迅速。如不及时有效降压，预后很差，常死于肾衰竭、脑卒中或心衰。这种属于恶性或急进型高血压。

三、高血压治疗原则

一旦得了高血压，目前虽无根治方法，但只要采取综合措施控制好血压，还是可以大大地降低各种并发症和心脑血管病的发生率和死亡率的。

高血压治疗第一条原则就是改善生活行为，而且适用于所有高血压患者，包括用降压药的患者。所谓改善生活行为，包括：减轻体重，把体重指数控制在24以内；清淡饮食，每人每天6

克盐；每天多吃青菜、多喝牛奶，补钾和补钙有助于降血压；少吃脂肪；戒烟限酒，绝不过量饮酒；增加运动，中低强度的有氧运动有助于降低血压，慢跑或快走均可，时间以 20 ～ 60 分钟为宜。太短起不到减肥、降压作用，太长过于疲劳也不好。高血压患者也可从事较轻负荷的力量训练，重量以能重复 15 ～ 20 次的为宜，训练时保持正常呼吸，不可憋气。

高血压药物要在医生指导下规律使用，不可随意停药或换药。血压控制平稳 1 ～ 2 年后，方可在医生指导下逐渐减少药量或换药。医患之间要保持良好、经常的沟通，要让患者和家属参与治疗方案的制定，并鼓励患者在家中自测血压。

问题 89

高血压患者除了控盐，饮食上还需要注意什么?

中国成年人高血压患病率已经达到了25.2%之高，也就是4个成年人里就有1个人患有高血压。60岁以上老年人中每2个人就有1位高血压患者。那么高血压患者除了控盐，饮食上还需要注意什么?

康妹妹，每人每天6克盐怎么量啊！再说外面做的菜放多少盐我们怎么知道呢？
重要的是要树立饮食清淡的观念，如果平时做菜盐放得多，再次做的时候记得少放点。再说了，大味必淡，知道吗？

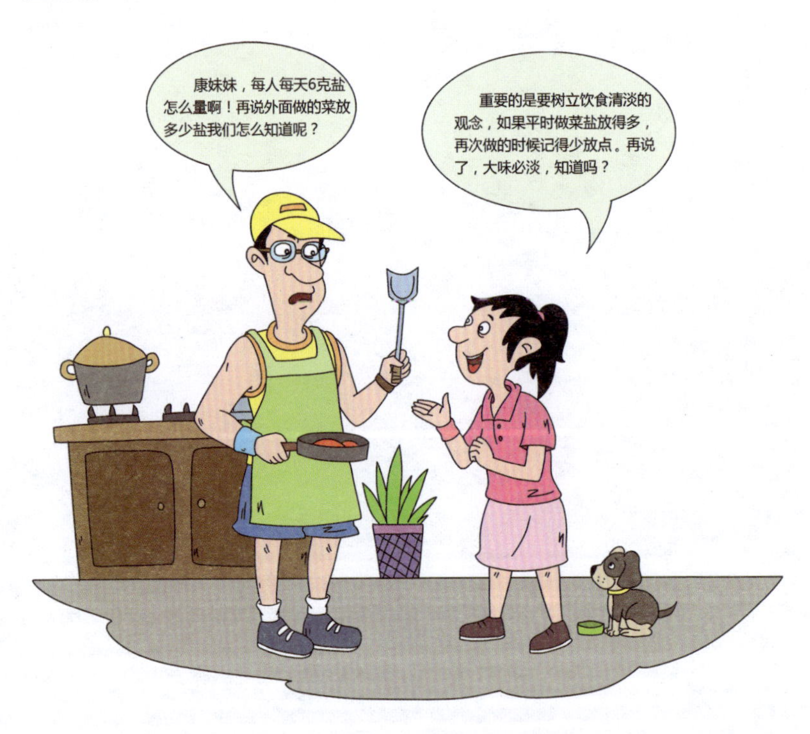

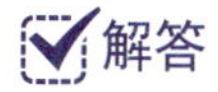

高血压患者不吃药也能降血压的生活方式是什么？

引起高血压的原因很多，有的跟遗传有关，有的跟个人的饮食习惯、抽烟、精神压力刺激有关，也可能和肥胖、用药或患其他疾病有关。但无论是什么原因引起的高血压，在高血压的治疗上都要重视生活方式的干预和调整，这是高血压治疗的最基础措施。有些高血压患者能够通过生活方式的调整使血压得到有效控制，而不需服用高血压药物，这既省钱，又避免了药物的副作用。因此，所有高血压患者都要努力养成健康的生活方式，尽量不要让高血压进一步发展。

高血压患者在生活方式上要注意如下几点。

一、减肥

减轻体重有助于改善胰岛素抵抗，对改善糖尿病、高血脂及左心肥厚都有好处。要通过饮食控制和适量运动把体重指数尽可能控制在 24 以内。

二、饮食控制

（一）控制热量摄入

高血压患者一般都较肥胖，年龄偏大，体力活动少，所消耗的热量也少。因此，每日的热量摄入要有所控制，常吃低热量食物，提倡吃淀粉、标准面粉、玉米、小米、燕麦等植物纤维较多的食物，能促进肠道蠕动，有利于减肥和降低胆固醇。有条件时可少食多餐，避免一次吃得过饱导致胃部膨胀，通过横隔膜上托压迫心脏而影响心脑供血。晚餐要量少清淡，不可过于油腻。

（二）限制脂肪摄入

烹调时多用植物油，可多吃些鱼类特别是海鱼，因其含有不饱和脂肪酸，对降低胆固醇和预防脑卒中有帮助。如果肾功能正常，不必严格限制蛋白质摄入量。

（三）多吃含钾、钙丰富且含钠低的食物

如土豆、芋头、茄子、海带、冬瓜、莴笋、西瓜等，因含钾较多有助于增加血管弹性；含钙高的食物如牛奶、酸牛奶、虾皮等，对心血管有保护作用；含镁高的食物如豆类、豆制品、小米、深色蔬菜等，也有助于降低血压。

（四）膳食要清淡

要树立饮食清淡的观念并养成吃清淡饮食的习惯。每天食盐（含酱油、咸菜等）的摄入量都要有所限制。如果在外面吃饭，味道较咸的菜要少吃或不吃，有些青菜如果做得过咸，可以要杯开水，让青菜在水中泡一下再吃。在家中可以先炒菜后放盐或酱油，既可调味又少吃盐。

三、戒除烟酒

吸烟和饮酒会干扰人体的正常生理功能，造成血压持续增高，所以高血压患者应戒除烟酒。

四、加强运动

运动能降低血压，但要注意运动量和运动方式，要量力而行，循序渐进，不可过于疲劳，更不能争强好胜。否则，容易出现意外。运动方式以慢跑、快走、散步、骑车等较为适宜。

五、学会心理调适，减轻精神压力

工作过于紧张、繁忙是引发高血压的原因之一，要治疗高血压显然需要学会自我减压。工作、事业和生活目标的确定要量力而行，不可纠结于一些难以实现、难以企及的目标，造成自己内心冲突。

问题 90

轻微心脏病及血脂高和睡眠不好如何调理？

解答

对于既有轻微心脏病（轻微心脏病并不是一个医学上的专业用语，医生并不会这样描述一个人的心脏问题，一般会给出清晰、明确的心脏病诊断），又有血脂高和睡眠不好等情况，在调整施治上要分别针对不同问题给出不同的处理措施。比如血脂高，先要通过饮食调整和适量运动来降低血脂。研究表明，运动能使

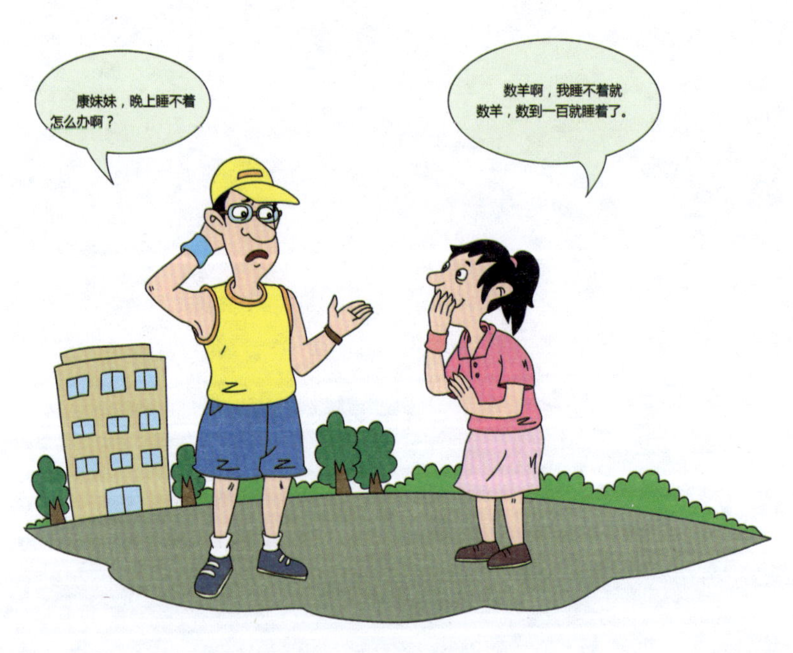

总胆固醇降低 6.3%，可使低密度脂蛋白降低 10.1%，可使高密度脂蛋白增加 5%。因此，血脂高的人要坚持运动，并循序渐进地增加运动量。若睡眠不好，则要根据睡眠不好的原因及失眠程度再行处理。如果仅仅是入睡难或睡得不深、容易醒，早上起来状态还可以，不至于严重影响白天的工作和正常生活，这种睡眠问题则不必太关注。但如果失眠很严重，一夜瞪眼到天明，则需到医院做下诊断，查下原因，必要时可适当服用安眠药。但必须强调的是，如果本人清楚失眠原因，而引起失眠的原因一直未去除，则应针对这些原因进行处理或心理调整，具体要看失眠原因是什么而确定调整方法。

至于所谓轻微心脏病，要到医院明确具体是什么心脏问题，是生理性（就是正常人都可能会有的心脏异常表现，比如疲劳时会有早搏），还是病理性（就是心脏确实有问题）。明确了是什么心脏病，才能针对疾病给出明确的调理意见。

问题 91
老年期痴呆可防能治吗?

解答

和一教授聊天，他说，有两位很知名的专家教授得了老年期痴呆，现双手都要被绑住，否则他们会自残！这可是一辈子专心学术的大专家，难道这样用脑的人都不能防范和遏制老年期痴呆吗？回家问太太：“我们周边的熟人，都有谁家的老人患老年期痴呆呢？”她的回答令我大吃一惊，什么谁家的老人走丢找不着家啊，谁家的老人在家整天数钱啊等，既令人心焦又啼笑皆非，让人心里真不是滋味。更令人吃惊的是，她居然一下子说了六七位周边有老年期痴呆的病例。看来老年期痴呆的患病率应远不止 2001 年国内调查的 2.7%～7.3%。唉，老就老了，还要痴呆成这样，对家人和社会都是个负担，这病难道不能预防和治疗吗？

一、老年期痴呆是种什么病

痴呆，医学专业描述是，患者由于脑部疾病等问题，在意识清楚的情况下，出现进行性大脑高级皮质功能紊乱的症状，包括记忆、思维、定向、理解、计算、学习、语言和判断等认知功能全方位衰退和障碍。这些症状要持续六个月以上，才能诊断为痴呆。

痴呆其实并非老年人的“专利”。此病可发生于任何年龄，青年、中年、老年都可能发病，但因为老年时期（一般指60岁以上）发生的数量最多、危害也最大，因而备受社会关注。老年期痴呆甚至成了人们相互调侃的玩笑用词，一句“老年痴呆！”不知被人们用了多少次来形容别人丢三落四或神不守舍。

二、老年期痴呆是什么原因造成的

引起老年期痴呆的原因很多，主要包括如下几类疾病。

1. 神经系统变性疾病如阿尔茨海默病（AD）、帕金森氏病、亨廷顿舞蹈病、进行性核上性麻痹等；

2. 脑血管病如多发性梗死性痴呆、皮质下动脉硬化性脑病、颅内或脑内动脉炎等；

3. 代谢障碍性疾病如甲状腺功能亢进或低下、低血糖、肝性脑病、肾性脑病、血透后失平衡综合征、维生素 B_{12} 缺乏症、烟酸缺乏症等；

4. 头部外伤如慢性硬膜下血肿、正常颅压性脑积水等；

5. 中毒，如一氧化碳中毒、乙醇中毒、药物中毒、重金属中毒（铅、汞、锰中毒等）、有机物中毒等；

6. 中枢神经系统感染性疾病如神经梅毒等。

在引起老年期痴呆的多种疾病中，阿尔茨海默病和血管性痴呆是老年期痴呆的两个主要类型。我们平时常讲的“老年痴呆”指的就是阿尔茨海默病，但实际上老年期痴呆还有不少其他原因造成的痴呆类型。

三、哪些痴呆能治，哪些治不好

可以治愈的痴呆主要是那些继发于某些疾病的痴呆，如正常颅压性脑积水经手术分流后痴呆症状可得到一定程度缓解。也有一些继发于内分泌和代谢性疾病的痴呆，在原发病治愈后，痴呆也可能随之治愈。这些病人需要早期发现尽早治疗，方可能取得较好疗效。

不可治愈的痴呆主要是那些原发性变性痴呆和血管性痴呆。目前的医疗技术水平尚无有效治疗办法，但某些药物可以改善症状或减慢疾病进程。

四、老年期痴呆能预防吗

人到中年后，全身各器官包括大脑功能开始退化是自然规律。但由于人体组织器官具有高度的适应性和可塑性，如果平时注重养生和树立践行健康的生活行为方式，延缓和推迟各器官衰老速度，甚至某些组织、器官或系统功能更加强大完全有可能。因此，与其担忧是否会得老年期痴呆，不如从现在开始做些改变。下列方法对预防老年期痴呆或有帮助。

1. 勤动脑，爱学习。终身学习的意思就是活到老，学到老。我们要不断尝试学习新东西，学习的内容包括生活、事业各方面，如书法、绘画、打球、摄影等，可学的东西很多。总之，要保持学习热情和学习兴趣，勤于学习能促进脑细胞活动和改善脑细胞功能，从而延缓大脑衰老。

2. 保持心情愉快，开阔心胸，不计较个人得失。

3. 树立健康的生活行为方式。注意劳逸结合，避免过度精神紧张和运动疲劳。戒烟限酒，但可常喝点葡萄酒，吸烟会直接损害大脑细胞并影响人的认知功能，应戒除膳食合理，老年人饮食要清淡易消化，富含蛋白质的食物和摄入一定量的维生素 B_{12}，对预防血管性痴呆有帮助。但要注意食不过饱，吃得太多，血液会过多集中到肠胃去帮助消化，到大脑的血液会减少，从而影响人的脑功能。另外，家庭关系融洽、生活环境舒适让人放松身心，放松大脑。

4. 加强体育锻炼。经常进行体育锻炼有助于大脑的发达和活跃，促使老化的神经细胞形成密集的连接网，让大脑更快、更有效地工作。任何年龄的人都应坚持适合自己的适当运动，运动要量力而行，循序渐进，最好在专家指导下形成自己的运动处方进行综合训练。

5. 各种娱乐活动。例如，打麻将是智慧与趣味相结合的活动，有益于智力开发和培养情趣，也有助于改善脑细胞功能，进而有防止脑细胞老化的作用。但打麻将（包括其他娱乐活动）都要控制时间，适可而止。不可一打几个小时，不能有赌博行

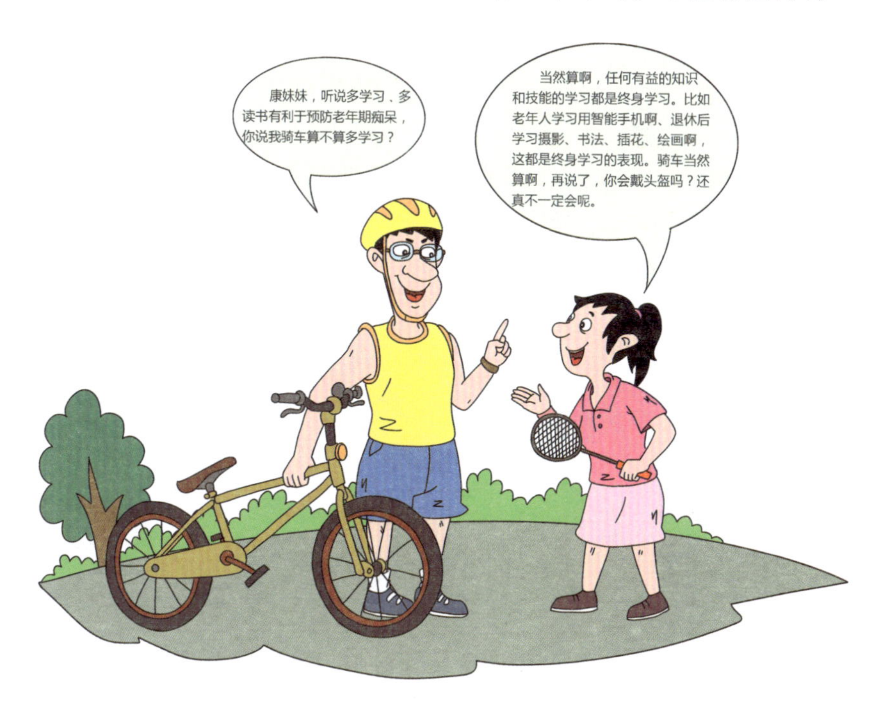

为，更不应在封闭的空间内抽烟打麻将，只把它当成娱乐，不能把输赢看得太重。

6. 常吃以下食物。

（1）臭豆腐因富含维生素 B_{12} 有助于预防老年期痴呆，其他肉类、蛋类、奶、鱼、虾等维生素 B_{12} 含量较多。

（2）多吃鱼，鱼脂酸有助于预防痴呆和心脏病。

（3）常吃大豆，大豆中的异黄酮能对抗和干扰引起痴呆的淀粉样蛋白，从而有预防老年期痴呆的作用。

（4）常吃富含卵磷脂的食物如鱼脑、蛋黄、猪肝、芝麻、山药、蘑菇、花生等。

（5）经常补充叶酸和维生素 B_{12}。

7. 有些中药有抗衰老作用，可按个人体质适当服用，如枸杞子、何首乌、灵芝、人参、虫草等。

8. 勤梳头，常按摩头部可以改善脑部血液循环，有助于增强记忆力。

9. 勤动手，防痴呆。手的动作受大脑支配，经常主动用手进行家务劳动，用手的运动或专门活动手指，有助于强化大脑功能。

问题 92

公交车司机长时间开车会得哪些病？又该如何保养自己的身体？

解答

公交车司机因其工作持续时间长，有时一天工作十多个小时，作息时间不规律，一日三餐不容易定时，再加上公交车司机精神高度紧张，不能有丝毫走神懈怠。因此，开车时间长了，身体和心理容易出现健康问题。最常见的是高血压、高血脂、脂肪肝、糖尿病、颈腰椎劳损及精神紧张、焦虑等。因此，公交车司

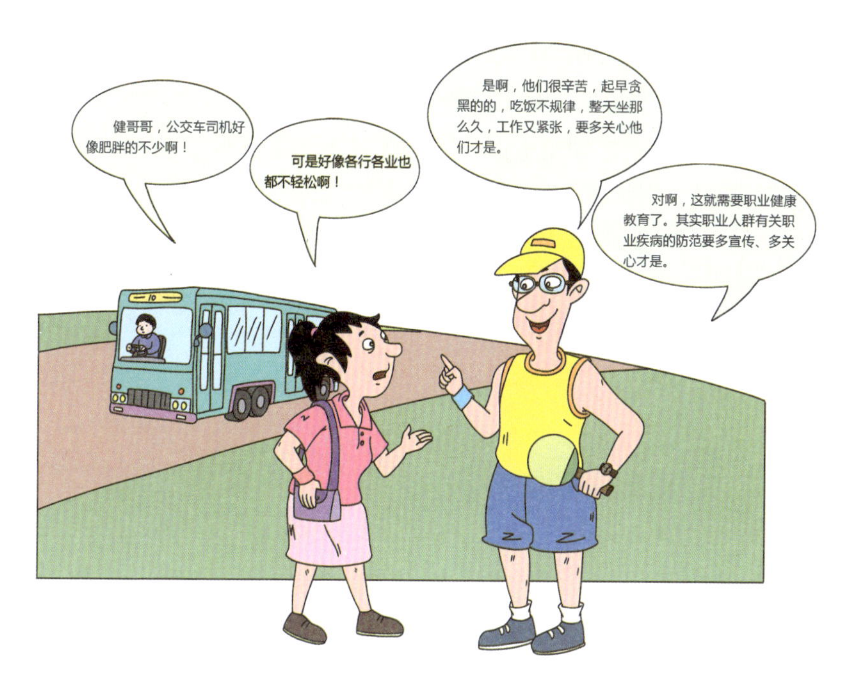

机应对健康问题多加关注，并在工作过程中尽量调整，在工作之余尽量保持健康的生活方式。

1. 早中餐尽量及时吃，尤其是早餐，无论多早上班，都要保证有早餐。牛奶、面包可以提前一天准备，早上上班路上就可以吃完。吃了早餐，上午才会保持头脑清醒。中餐也应尽量及时吃。最关键是晚上不可吃太多。公交车司机忙碌了一天，一般会在晚上好好吃顿晚餐，但很容易吃多了。如果吃完又想早点睡觉，高体重和脂肪肝会很快找上门。因此，司机朋友晚上一定只能吃六七分饱，并多吃青菜。晚饭后一小时左右出去走路一小时，既可消化食物，又可缓解一天的疲劳和紧张。

2. 上班期间，如果有空，要抽空活动身体，原地跑步和活动颈椎、腰椎等。

3. 休息时间，一定要保持生活方式健康。保持饮食多样，多吃青菜、水果，不抽烟，不酗酒，少吃高脂肪、高糖、高盐食物。平时有时间一定要多运动，慢跑、快走是最方便的运动方式，运动时间要在一小时以上才会有减肥效果。

4. 尽管公交车司机上厕所不方便，但还是要多喝水。喝水少容易得结石，并可引发诸多健康问题。

问题 93
50 岁的男性该如何养生？

解答

50 岁属于中年，不算老，但机体功能已开始下降，有的还会明显下降（依不同人的体质和平时保养的不同而异）。因此，50 岁的男人应该注意健康的维护和身体的保养。保养身体、呵护健康，从健康素养上来看，主要是健康四大基石要护好。关于四大基石中西医略有不同。比如，西医提出的健康四大基石是合理膳食、适量运动、戒烟限酒和心理平衡。而中医提出的健康养生

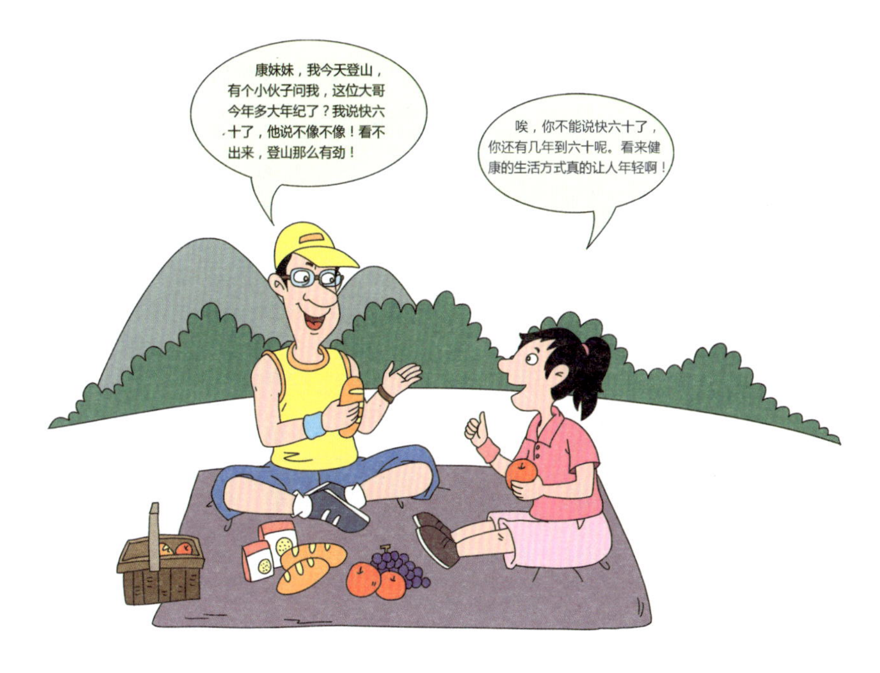

四大基石是情志、饮食、起居和运动要调整好。实际上中西医健康理念都很强调饮食调养、心理维护和加强运动，同时要远离烟酒。合理膳食要做到食物多样，同时注意食量控制，并通过规律运动把体重控制在正常范围；适量运动指要多做有氧运动如慢跑、快走等，同时要加强力量训练，否则肌肉会有萎缩的可能；要注意心理健康调适，学会自我调整心情，通过运动、和朋友谈心等方式疏解压力；如果抽烟，要尽早戒掉；如果酗酒，更应戒除，如果只是偶尔小酌一下，但饮无妨。

问题 94

呼吸道疾病用药治疗时要注意哪些方面？

解答

呼吸道疾病包括很多种疾病，如急性上呼吸道感染、急性气管－支气管炎、各种肺炎、支气管扩张症、肺结核、支气管哮喘、肺源性心脏病、支气管肺癌、呼吸衰竭及胸膜疾病等。还有一种危害巨大，与各种癌症和心脑血管疾病几乎齐名，对国民健康危

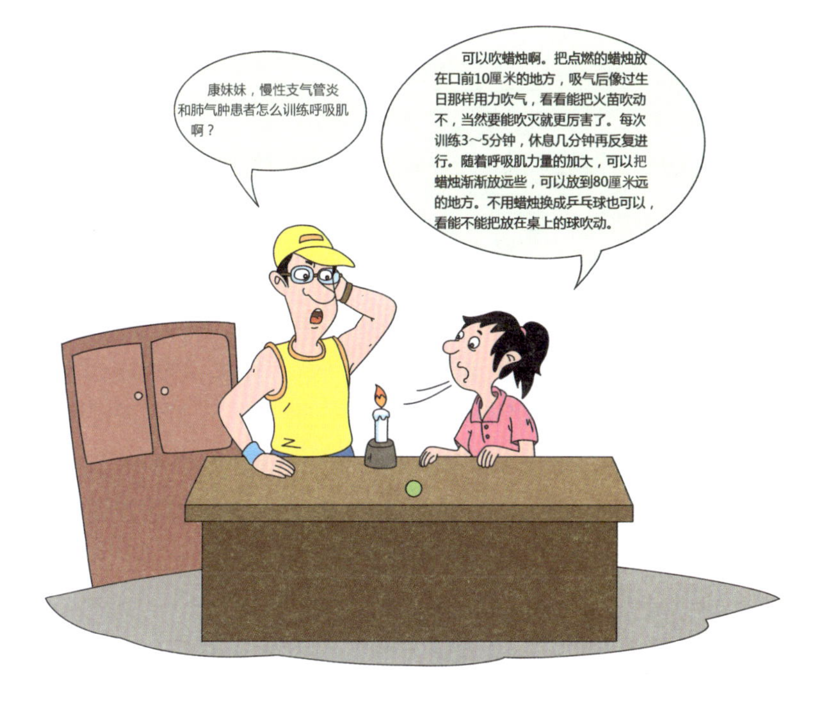

害极大的慢性阻塞性肺疾病（COPD）。此病患病人数多、死亡率高，家庭社会经济负担重，现已成为全球重要的公共卫生问题，位居全球第四大死因。据预测，2020 年有可能成为第三大死因。因此，有必要对此病多些了解。

一、主要诱因

慢性阻塞性肺疾病的危险因素包括环境因素和个体易感因素两方面。抽烟、空气污染、工业粉尘及化学物质接触、呼吸道感染、气候变化等环境因素与此病密切相关。另外，在同样的环境中，有人得慢性阻塞性肺疾病，而有人不得，就是由于个体易感因素不同。如遗传因素、气道高反应性以及个体营养状况、身体抵抗力等都可能影响此病发病与否。

二、得了此病怎么配合治疗

慢性阻塞性肺疾病如果早期发现，配合治疗，及时采取积极有效的干预措施，一般可防止病情恶化，提高患者生活质量。首先，患者要注意保暖，避免受凉，预防感冒，不能抽烟，也要避免受二手烟刺激，同时要避免环境污染物的刺激。可于每年秋季接种一次肺炎疫苗及流感疫苗。其次，患者对此病要多些了解，正确对待疾病，避免急躁和紧张情绪。再次，患者要形成健康的生活方式，饮食方面要选择高蛋白、高维生素、清淡、易消化饮食，同时加强身体活动和呼吸肌锻炼。最后，患者要配合医生完成治疗，并掌握一些一般的和某些特殊的治疗方法，如支气管扩张剂的使用和日常祛痰药物的应用方法等。

问题 95
所有肺炎都有传染性吗?

解答

不一定，有的肺炎传染，有的不传染。肺炎传不传染，要看引起肺炎的是什么病原体。

肺炎是肺部的炎症。引起肺炎的原因很多，可由病原微生物、物理化学因素、免疫损伤、过敏或药物引起。除了病原微生物引起的有可能有传染性，其他原因引起的肺炎都不具有传染性。病原微生物引起的也不一定具有传染性，肺炎有没有传染性，关键看引起肺炎的那种病原微生物是否有传染性。众所周知的传染性非典型肺炎（SARS，简称“非典”），因其病原体冠状病毒具有明显传染性，因而非典流行时全世界都紧张。高致病性人禽流感病毒引起的肺炎甚至可跨物种传染，也引起了全世界高度关注。另外，流感病毒如果引起肺炎型流感，病人发病后病情迅速加重，出现呼吸困难，甚至心脏、肝、肾衰竭，属于很凶险的病症，当然具有较强的传染性。一般来说，在综合性医院呼吸内科住院的肺炎病人多半不具明显的传染性，或者没有传染性。因为有明显传染性的肺炎病人，按国家传染病法要转到专门治疗传染病的医院去隔离治疗。

肺炎属于常见病、多发病，有些肺炎可以很重，甚至可致死。而且，尽管现在抗生素不少，但肺炎总的病死率不降反升。这说明治疗效果并不理想。因此，平时要加强身体锻炼增强体质；不

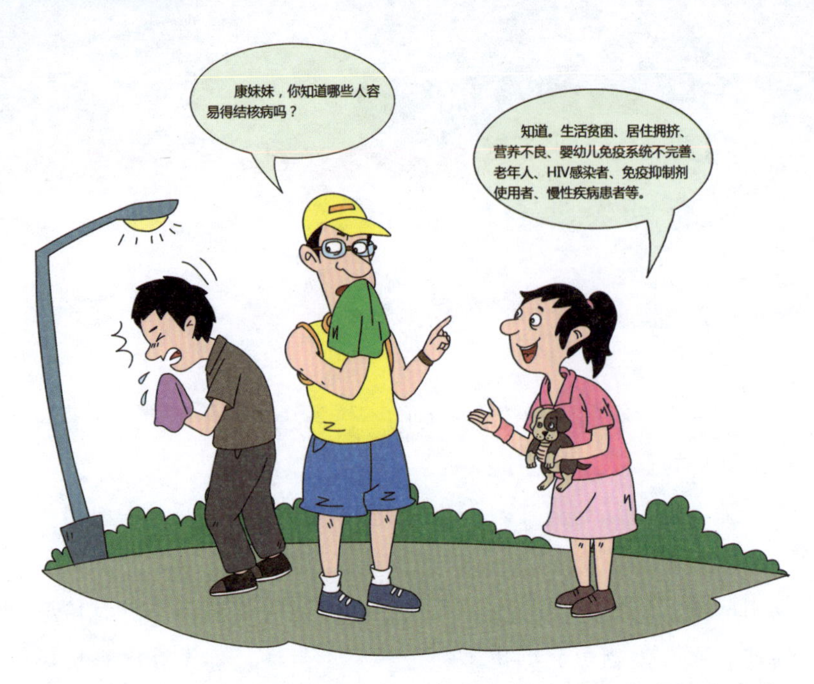

吸烟不酗酒；年龄超过 65 岁的可考虑注射流感疫苗和肺炎疫苗；有些人虽不到 65 岁，但患有心血管疾病、肺疾病、糖尿病、酗酒、肝硬化和免疫抑制者（如有 HIV 感染、肾衰、器官移植者）可考虑注射肺炎疫苗。

问题 96
肺结核会传染吗?

我室友曾患肺结核，与单位协商后回家治疗好了，医师开的复工建议说可以工作了。我想问和他住一起会被传染吗?

解答

所有肺结核都会传染吗?

众所周知，肺结核是种传染病。如果和肺结核患者接触，有被传染的可能。那是不是和所有肺结核患者接触都会被传染上呢? 换句话说，是不是肺结核患者有的会传染给别人，而有的不会呢? 如果和自己住一个宿舍的室友（她）得了肺结核，要和他（她）分居或另租房住吗?

一、肺结核通过什么途径传染给别人

能把肺结核传染给别人的患者和动物（主要是牛）叫“肺结核的传染源”。但并不是所有肺结核患者和牛都有传染性，只有正在排菌的开放性肺结核才是主要传染源；不排菌的非开放性的肺结核不是主要传染源。当然，不是主要传染源的，不等于就没有传染性。但一般人抵抗力强，不至于一接触结核菌就中招。结核菌进入人体并不一定就会致病，只有当人体抵抗力降低或结核菌毒性很强时，才能引起结核病。所以，经常锻炼增强身体抵抗力显然有助于预防肺结核，同时不要让自己过于疲劳。只有痰中

能够查出结核菌的肺结核患者才有传染性。一名痰中排菌的患者，一年之内通常能使周围密切接触的 10 ～ 15 人受到感染。因此，如果同宿舍中有人得了肺结核，和病人进行必要的隔离，并到医院做下检查是必要的。中国公民健康素养指出，肺结核主要通过病人咳嗽、打喷嚏、大声说话等产生的飞沫传播。肺结核排菌患者咳嗽时，要用纸巾掩住口鼻，或者经常戴口罩，不要随地吐痰。这一方面提示肺结核患者要有公德心，要小心地不要把病菌传给别人，另一方面也提醒我们，和别人交谈要保持必要的距离，窃窃私语有点危险噢!

二、哪些症状要警惕肺结核

中国公民健康素养还指出，出现咳嗽、咳痰 2 周以上，或痰中带血，应及时检查是否得了肺结核。

咔！咔！咔！咳得好厉害！结核为啥这么咳！
还说呢，这是公共场所，结核病人咳嗽要用手帕、纸巾掩住门鼻，知道吗？拿着，纸巾！

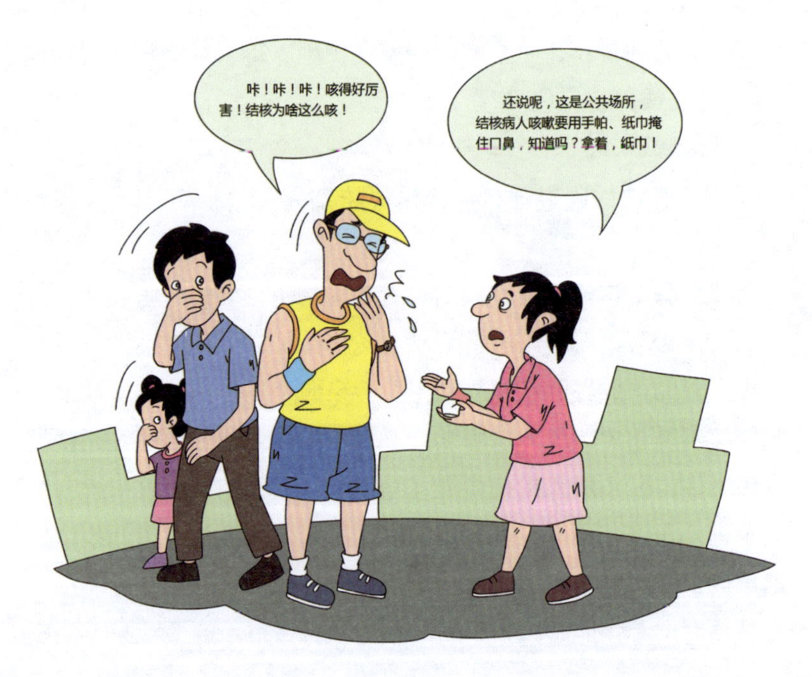

早期诊断肺结核病可以提高患者的治愈率，减少传播他人的可能性。出现以下情况应警惕患上此病的可能：一是反复发作或迁延不愈的咳嗽、咳痰，或呼吸道感染经正规抗菌治疗 3 周以上仍无效；二是痰中带血或咯血；三是长期发热（常为午后低热），可伴有盗汗（睡眠中出汗）、乏力、体重减轻、月经失调；四是有密切接触开放性肺结核病史等。目前我国已经对有肺结核可疑症状者实行胸透、胸片和痰涂片免费检查，为活动性肺结核患者免费提供统一方案的抗结核药物。

三、得了肺结核能治好吗

肺结核要治愈，早期诊断、正规治疗很重要。

肺结核患者如果进行正规治疗，绝大部分都能治好。中国公民健康素养也说了，坚持正规治疗，绝大部分肺结核患者能够治愈。治疗肺结核主要依靠化学药物治疗（化疗），化疗原则是早期、联合、适量、规律和全程用药。要注意药物的不良反应，定期复查肝功能等。抗结核药服用需坚持 6 ～ 8 个月，不可中断。否则，肺中的结核菌会继续存活并繁殖，导致治疗失败。患者在治疗满 2 个月、5 个月、6 个月（复治患者 8 个月）后，应按期送痰复查。

另外，前面讲的都是肺结核，就是肺部得的结核病。但实际上，结核菌可不只是在肺中发病。如果喝了有结核菌的牛奶，也可能引起消化道结核病即肠结核。孕妇得结核病也可传给胎儿，甚至可以通过破损的皮肤引起皮肤结核。

问题 97

消化道传染病都是急性病吗?

这个说法有没有道理呢?

解答

消化道传染病基本上都是急性起病。因此，称消化道传染病都是急性病并无不妥。

消化道传染病指的是通过进食不洁食物或水而感染上的传染病，主要指甲型肝炎、戊型肝炎、伤寒、细菌性痢疾、霍乱、阿

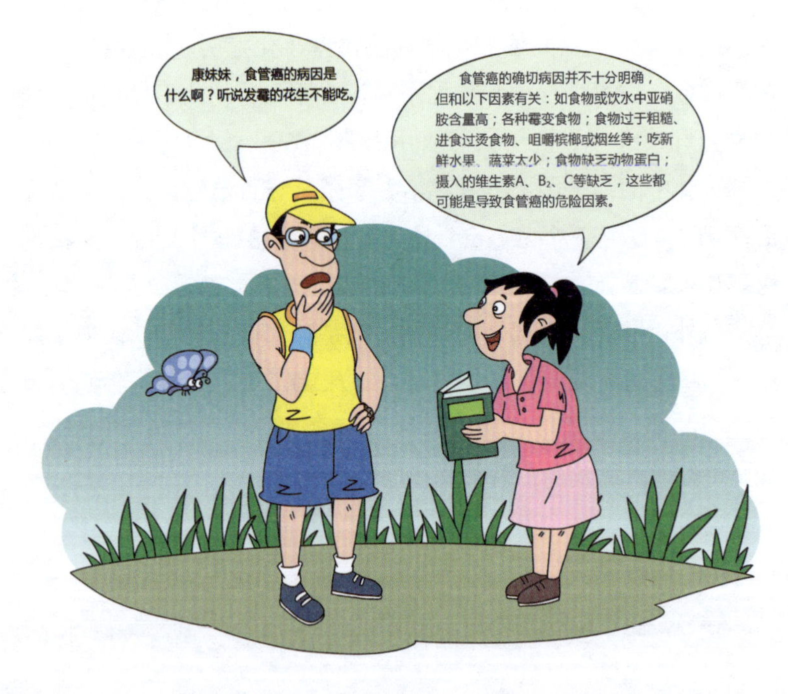

米巴病等。这几种病都是由于病原体污染了食物、水源或食具，当患者进食时被感染。这是病从口入最明显的例子。如果食物本身被细菌污染，即便你饭前认真洗手，仍阻止不了被感染而发病。因此，中国公民健康素养第32条指出，“生、熟食品要分开存放和加工，生吃蔬菜、水果要洗净，不吃变质、超过保质期的食品”。这一条就是为大家避免因进食不洁食物而患上消化道传染病而设定的。

人把引起消化道传染病的病原体经口吃进体内，要经过一段无症状的潜伏期后才会出现临床症状。潜伏期的长短在不同的传染病上有所不同。同一种传染病在不同的病人身上潜伏期也不一样，因为潜伏期的长短和病原体的种类、数量、毒力、人体的免疫力有很大关系。以细菌性痢疾为例，其潜伏期一般为1～4天，短的仅数小时就发病，长的可达7天。所以，如果大家一起吃了不干净的东西，有的开始腹泻，而你没事，先不要沾沾自喜，等过了最长潜伏期再得意不迟。当然，为了保险起见，这期间你可以预先服用一些治疗细菌性痢疾的抗生素做预防性治疗。

问题 98

艾滋病刚开始时有哪些症状？

☑解答

艾滋病，也叫“获得性免疫缺陷综合征“（AIDS），是由人免疫缺陷病毒（HIV）引起的传染病。此病虽发病缓慢但传播迅速、病死率高，且缺乏有效治疗措施和预防手段。因此，了解艾滋病的传播途径并多加注意，远离感染风险，是预防艾滋病的最好办法。

一、这病是谁传染的（传染源）

（一）窗口期感染者

窗口期感染者就是感染了病毒，血清病毒已呈阳性，但没有症状，HIV 抗体尚未出现（抗体要在感染后过一段时间才能出现）的感染者。

（二）HIV 感染者和患者

值得注意的是，有些 HIV 感染者明知自己染有病毒，但仍和别人发生性行为。因此，不能对不明来历的性伴侣掉以轻心。

二、这病是通过什么途径传染的（传播途径）

（一）性接触

HIV 病毒存在于血液、精液、阴道分泌物、唾液、眼泪、乳汁等体液中。不戴安全套极易感染。男男同性性行为因利用肛门直肠作为非常规性交通道，结构易破损，故更易中招。

（二）经血和血制品传播

共用针具吸毒、输入含有病毒的血液和血制品、医疗介入性治疗，也是感染艾滋病的重要途径。

（三）母婴传播

感染 HIV 的孕妇可经胎盘将病毒传给胎儿，也可经产道及产后血性分泌物或哺乳传给婴儿。目前认为，HIV 阳性孕妇有 11%～60%的可能发生母婴传播。

（四）接受 HIV 感染的器官移植、人工授精、医务人员被污染的针头刺伤等均可感染。目前，无证据表明生活接触、日常工作接触会传播艾滋病。

三、谁易中招（易感人群）

人群普遍易感，就是说谁都有可能中招，但 15～49 岁发病者占 80%。性乱者、男同性恋者、静脉药物依赖者、血友病、多次输血或血制品者是感染艾滋病的高危人群。

四、得病有啥表现

此病潜伏期平均 为 9 年，短的数月，长的可达 15 年。因此，当时没事不等于以后真的没事。

此病分三个阶段，急性期、无症状期和艾滋病期。

急性期：初次感染后的 2～4 周。症状轻微，发热最常见，可伴有全身不适、头痛、盗汗、恶心、呕吐、腹泻、咽痛、关节痛、皮疹、淋巴结肿大、神经系统症状等。此期血中可查出抗原，但查不出抗体。

艾滋病那么可怕，
怎么防啊？
洁身自好，忠诚爱人。
AIDS

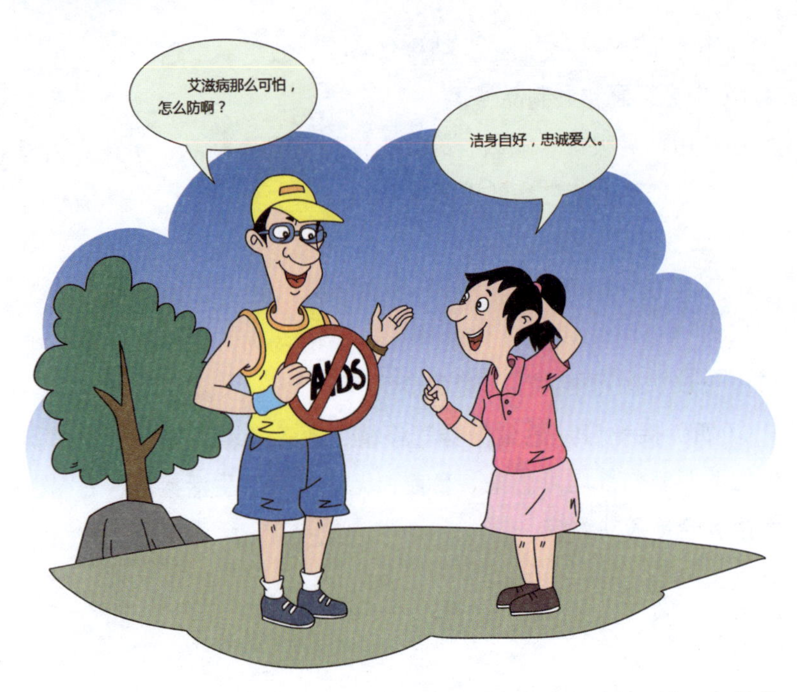

无症状期：可持续 6 ～ 8 年，此期病毒在不断复制，有传染性，因无症状，对周围人危害更大。

艾滋病期：此期会出现艾滋病相关症状和各种机会性感染及肿瘤。机会性感染就是条件致病菌引起的感染。这些细菌在正常人体内不致病，当人体免疫功能低下时才引起感染。肿瘤可以是恶性淋巴瘤及卡波西肉瘤等。进入此期的患者，如不进行抗病毒治疗，病死率很高，平均存活期为 12 ～ 18 个月。

问题 99

为什么注射破伤风抗毒素可防止患者感染破伤风？

解答

注射破伤风抗毒素能防止患者感染破伤风，这涉及人体免疫力获得方式的问题。众所周知，如果一个人得过麻疹，那这个人再次得麻疹的概率就会很低。这是因为麻疹病毒进入人体后，激发人体产生了能对付并干掉再次来犯的麻疹病毒的抗体。这种因为得了某种传染病而产生了对这种传染病免疫力的抗感染方式

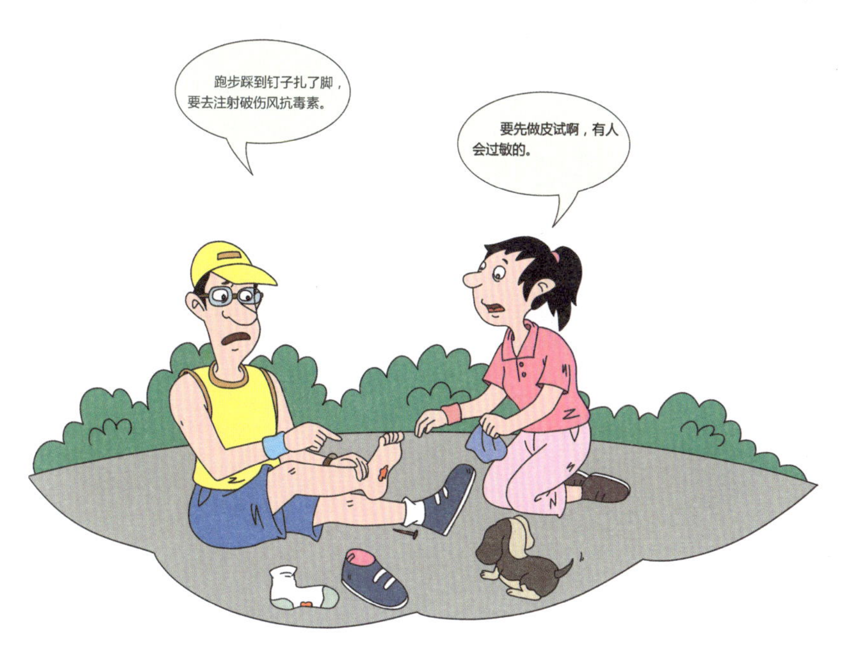

叫“主动免疫”或“自动免疫”。因为这种抗体是人体自己产生的，不是注射进去的。接种疫苗能产生类似的功效。因此，打疫苗也是主动免疫。但因为疫苗是人注射进去的，主动免疫前要加上“人工”两个字，叫“人工主动免疫”。但是，这种主动免疫产生抗体需要时间，一般需一个月左右。如果一个人面临破伤风等传染病感染危险，以前又没打过相应的疫苗，现打疫苗是来不及的，这就需要另一种能立即发挥保护作用的抗体，这就是抗毒素了。这种抗毒素是用微生物的毒素经过减毒后制作而成，不像疫苗是把病毒或细菌做灭活处理后制作而成。抗毒素注射入人体会迅速发挥作用，从而可高效率保护易感人群。总之，如果我们没得但怕得某种传染病，要去打疫苗；如果没得但因为某种原因有得某种传染病的风险，如破伤风、白喉等，要去打抗毒素。抗毒素因是用动物血清制作而成，容易引起过敏反应，因此用前要做皮试，如果过敏，要做脱敏注射。

问题 100

孕妇胆固醇多少算正常？有什么方法可以预防胆固醇过高？

解答

医学生化检查项目中的血胆固醇，其正常值有成人和儿童之分，但并没有孕妇专门的血胆固醇正常值，其参照仍是成人标准，即血清总胆固醇（TC）2.86 ～ 5.98mmol/L，低密度脂蛋白胆固醇（LDL–C）2.07 ～ 3.12mmol/L（沉淀法），高密度脂蛋白胆固醇（HDL–C）0.94 ～ 2.0 mmol/L（沉淀法）。

康妹妹，很多人不敢吃鸡蛋黄，怕胆固醇高，对不对？
胆固醇是人体必须的营养物质，有重要的生理功能，因此，饮食中要有适量的胆固醇。担心吃鸡蛋黄会导致高胆固醇大可不必。有研究指出，每天吃一个鸡蛋，或者多于一个鸡蛋，与心血管发病风险并无关联。

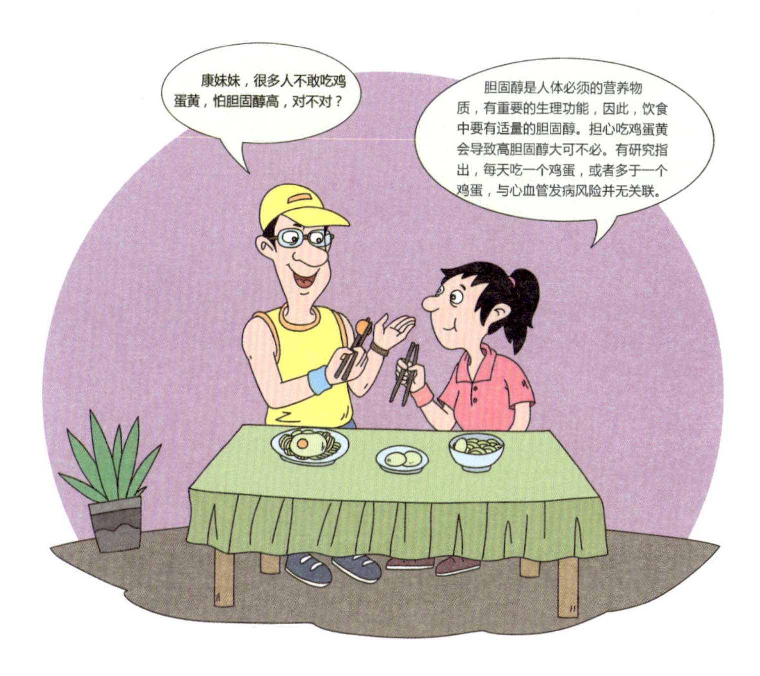

孕妇由于处于妊娠期，肠道吸收脂肪能力增强，加之孕期都会加大营养，饮食容易过量，更容易进食过多含胆固醇高的食物如鸡蛋黄等。加之孕期运动不足，各种因素加在一起，致孕妇容易发生血胆固醇升高。

预防胆固醇过高，要树立正确的孕期营养观念。孕期固然不能出现营养缺乏（孕期营养不良会损害母亲健康，更会对胎儿发育造成非常不利的影响），但如果孕期营养过剩，同样会给母婴带来危险。如果营养过剩，就会造成孕妇脂肪堆积和胎儿体重过大。这一方面造成了孕妇高血脂、高体重甚至高血糖等问题，另一方面会增加妊娠并发症及分娩并发症的危险，容易出现难产、产伤、宫内窘迫、吸入性肺炎等严重危险和疾患。因此，孕妇增加和保证营养要适当，不可一味猛加营养物质。对于已经有血脂高症状的孕妇，则需加强饮食控制，同时加强适当的力所能及的运动。饮食上少吃含胆固醇高的食物如动物脑、肝、肾等内脏和蛋类，肉类和奶类也有一定量的胆固醇，要尽量少吃。

问题 101

如何预防酒精性肝病？

导致酒精性肝病高发的原因有哪些？

解答

酗酒，到底有多伤肝？

在医学院读书的时候，就听说了三兄弟的故事。说是三兄弟，实际是酒肉朋友。三个人经常在一起喝酒吃肉，煞是快活。可过了一段时间，其中一位兄弟因嗜酒过度，得了肝硬化并癌变，

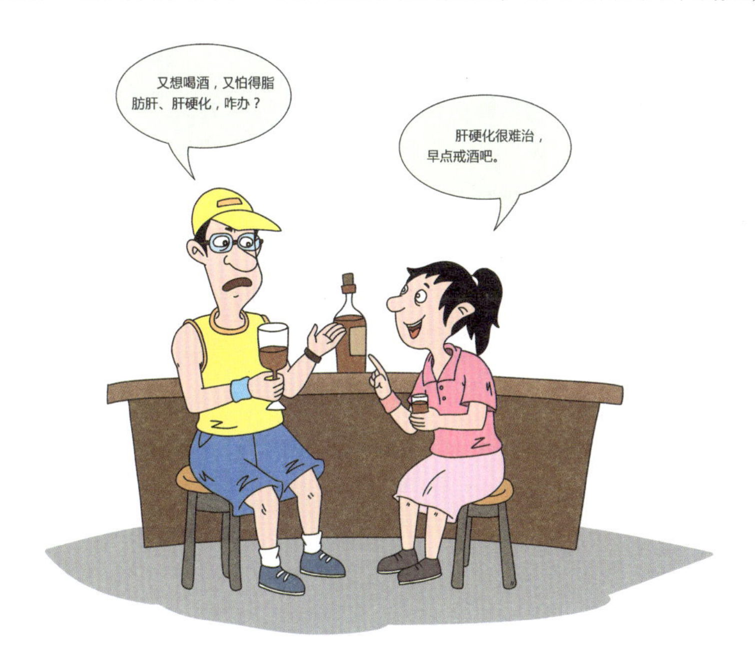

不久离世。另两人也并未成为幸运儿，过了一段时间也相继离世。酒有多伤肝，可见一斑。

写这个主题，是因为网上有不少人在问脂肪肝原因及危害等问题。说起来，脂肪肝在我国并不少见，成人患病率为15%～25%，这比例不低。周围人也经常会有人不经意地说，我体检发现有脂肪肝，似乎并不把这个问题当回事。其实，脂肪肝和肝硬化及肝癌关系密切。一部分脂肪肝患者如果不加治疗、不注意生活方式调整，会有发展成肝硬化甚至肝癌的可能。因此，对脂肪肝必须加以重视。毕竟，这是个可以完全恢复或部分恢复的肝损伤问题。当然，如果不予理睬听之任之，别说肝癌，肝硬化的并发症也是相当可怕并致命的。

一、脂肪肝都是喝酒喝出来的吗？

答案是：有的是，有的不是。

脂肪肝有非酒精性脂肪性肝病和酒精性肝病之分。前者发病机制仍不完全明确，不喝酒也会得，肥胖、2型糖尿病、高脂血症者可出现脂肪肝。这类脂肪肝患者如果针对原发病进行治疗，控制饮食，加强运动，单纯性脂肪肝患者可完全恢复，脂肪性肝炎患者如早期积极治疗多数可以逆转。当然，如果不注意也可发展成肝硬化。

后者不用说，是长期大量喝酒造成的。在欧美国家酒精肝很常见，我国部分地区成人酒精肝患病率达4%～6%，还在上升。因此，控酒也应像控烟一样提上日程。

二、哪些人的喝酒方式更易得酒精性肝病？

并不是喝一点点酒就会得脂肪肝。增加患酒精性肝病的危险因素如下：一是饮酒量及时间，一般而言，短期反复大量饮酒可发生酒精性肝炎，平均每日饮含乙醇 80 克的酒达 10 年以上者可发展成肝硬化。二是遗传因素，有些人大量喝酒易得酒精肝，但有的却不会。三是性别因素，女性比男性更易患酒精肝，这和女性体内某种酶含量低有关。有些男性还喜欢劝女性饮酒，这有点不道德。四是如果有其他肝病如乙肝，或者有营养不良等问题，更易患酒精肝。

三、酒精性肝病能恢复吗？

酒精性脂肪肝一般预后良好，戒酒后可部分恢复（换句话就是，有些酒精性肝病戒酒后也不会恢复）。酒精性肝炎如能及时戒酒并治疗，大多数可恢复。其主要死亡原因是肝衰竭。如不戒酒，酒精性肝病可经过，也可不经过酒精性肝炎阶段发展为酒精性肝硬化。

四、肝硬化有哪些并发症？

肝硬化早期症状不明显，而且发展缓慢，因此病人常不当回事。这是因为肝脏代偿功能强大，有多少压力都先硬扛着。实在扛不动了，就进入失代偿期。肝硬化进入失代偿期的最突出标志是腹水出现。腹水就是有大量水积在腹腔，肚子鼓鼓状如蛙腹。肝硬化可以并发上消化道大出血、胆石症、感染、门静脉血栓形成、肝肾综合征、肝肺综合征、原发性肝癌及肝性脑病等。并发症相当吓人，早早戒酒是关键。

五、如何让脂肪肝消失？

1. 喝酒得来的脂肪肝，需把酒戒掉，这是治疗脂肪肝的关键。酒精性脂肪肝，戒酒 4 ～ 6 周后脂肪肝可停止进展，最终可恢复正常。

2. 长期嗜酒者，大多营养不良，所以，酒精性肝病患者在戒酒的同时要加强营养，补充高蛋白低脂饮食，并补充多种维生素。

3. 加强运动，同时控制饮食，把体重控制在正常范围。